中医执业医师资格考试押题秘卷

阿虎医考研究组 编

中国中医药出版社
·北京·

图书在版编目（CIP）数据

中医执业医师资格考试押题秘卷/阿虎医考研究组编. —北京：中国中医药出版社，2019.1
执业医师资格考试通关系列
ISBN 978-7-5132-5269-0

Ⅰ.①中… Ⅱ.①阿… Ⅲ.①中医师-资格考试-习题集 Ⅳ.①R2-44

中国版本图书馆CIP数据核字（2018）第231968号

中国中医药出版社出版
北京市朝阳区北三环东路28号易亨大厦16层
邮政编码　100013
传真　010-64405750
山东临沂新华印刷物流集团有限责任公司印刷
各地新华书店经销

开本787×1092　1/16　印张12.25　字数306千字
2019年1月第1版　2019年1月第1次印刷
书号　ISBN 978-7-5132-5269-0
定价　58.00元
网址　www.cptcm.com

答疑热线　010-86464504
购书热线　010-89535836
维权打假　010-64405753

微信服务号　zgzyycbs
微商城网址　https://kdt.im/LIdUGr
官方微博　http://e.weibo.com/cptcm
天猫旗舰店网址　https://zgzyycbs.tmall.com

如有印装质量问题请与本社出版部联系（010-64405510）
版权专有　侵权必究

使用说明

为进一步贯彻卫生健康委及国家中医药管理局关于执业医师资格考试的有关精神，进一步落实执业医师资格考试的目标要求，国家中医药管理局中医师资格认证中心颁布了最新版《执业医师资格考试大纲》。

为了配合新大纲的实施，帮助考生顺利通过考试，我们组织高等中医药院校相关学科的优秀教师团队，依据新大纲编写了相应的《执业医师资格考试通关系列丛书》。

本书为《执业医师资格考试通关系列丛书》中的一种。经深入解读大纲、剖析历年真题，根据真卷题量及学科分布设计，力求给考生还原最真实的执业医师考试环境，使考生在备考时对考试的整体情况有一个全面的认识和把握。本书供考生考前自测，在阶段性复习和临考前全面了解自己对知识的掌握情况，做到查缺补漏、有的放矢，并通过练习熟悉考试科目分布，控制考试时间。根据2018年的要求，本书加入了新增的A3型题。随书配有3小时的习题精讲视频供考生观看复习。

目 录

■ 医师资格考试押题秘卷（一）（共61页）

■ 医师资格考试押题秘卷（二）（共62页）

■ 医师资格考试押题秘卷（三）（共61页）

试卷标识码：

医师资格考试押题秘卷(一)
（医学综合笔试部分）

中医执业医师

考试日期： 　年　月　日

考试时间：9:00—11:30

考生姓名：_____

准考证号：_____

考　　点：_____

考场号：_____

A1型题(1~85题)

答题说明

每一道试题下面有 A、B、C、D、E 五个备选答案。请从中选择一个最佳答案,并在答题卡上将相应题号的相应字母所属的方框涂黑。

1. 中医认识和治疗疾病的主要依据是
   A. 病种
   B. 病名
   C. 症状
   D. 体征
   E. 证候

2. 属于阳的事物或现象是
   A. 下降
   B. 静止
   C. 涩脉
   D. 洪脉
   E. 面色晦暗

3. 可用阴阳对立制约解释的是
   A. 寒极生热
   B. 阴损及阳
   C. 阳胜伤阴
   D. 重阴必阳
   E. 阴中求阳

4. 肺病及脾的五行传变是
   A. 相乘传变
   B. 子病犯母
   C. 相侮传变
   D. 母病及子
   E. 相克传变

5. 依据五行相克规律,下列描述正确的是
   A. 悲胜恐
   B. 悲胜喜
   C. 恐胜喜
   D. 怒胜喜
   E. 恐胜思

6. "实而不能满"是下列哪项生理特点的概括
   A. 五脏
   B. 六腑
   C. 脏腑
   D. 奇恒之腑
   E. 肺

7. "肺主一身之气"体现在
   A. 吸入清气
   B. 宣发卫气
   C. 生成宗气和调节气机
   D. 助心行血
   E. 呼出浊气

8. 具有"运化水液"功能的脏是
   A. 肝
   B. 心
   C. 脾
   D. 肺
   E. 肾

9. 肝其华在
   A. 爪
   B. 面
   C. 唇
   D. 毛
   E. 发

10. 心在体合
    A. 脉
    B. 肉
    C. 筋
    D. 皮
    E. 骨

11. "中精之府"是指
    A. 胆
    B. 胃
    C. 小肠
    D. 大肠
    E. 膀胱

12. "乙癸同源"指的是
    A. 心肺关系
    B. 肺肝关系
    C. 肝脾关系
    D. 肝肾关系
    E. 心肾关系

13. 脏腑关系中,"燥湿相济"指的是
    A. 心与小肠
    B. 肝与胆
    C. 脾与胃
    D. 肺与大肠
    E. 肾与膀胱

14. 与人体生长发育关系密切的是气的何种功能
    A. 推动作用
    B. 固摄作用
    C. 温煦作用
    D. 防御作用
    E. 气化作用

15. 人体最根本、最重要的气是
    A. 元气
    B. 宗气
    C. 营气
    D. 卫气
    E. 中气

16. 卫气的分布特点是
    A. 上出息道,下走气街
    B. 熏于肓膜,散于胸腹
    C. 通过三焦,流行全身
    D. 上荣头目,达于周身
    E. 与血同行,环周不休

17. 下列各项,不属于瘀血致病症状特点的是
    A. 痛处固定
    B. 爪甲紫暗
    C. 肌肤甲错
    D. 夜间痛甚
    E. 疼痛胀满

18. "吐下之余,定无完气"的生理基础是
    A. 气能生津
    B. 气能行津
    C. 气能摄津
    D. 津能载气
    E. 津能生气

19. 灌注于骨节、脏腑、脑髓的是
    A. 精
    B. 气
    C. 血
    D. 津
    E. 液

20. 按照十二经脉气血流注次序,心包经下交
    A. 手少阳三焦经
    B. 手少阴心经
    C. 足厥阴肝经
    D. 足少阳胆经
    E. 足少阴肾经

21. 上肢内侧后缘分布的经脉是
    A. 手太阴肺经
    B. 手阳明大肠经
    C. 手厥阴心包经
    D. 手少阳三焦经
    E. 手少阴心经

22. 被称为"一源三歧"的经脉是
   A. 督、任、冲
   B. 督、冲、带
   C. 任、冲、带
   D. 督、冲、阳维
   E. 带、阳维、阴维

23. 风邪的致病特点是
   A. 黏滞
   B. 凝滞
   C. 升散
   D. 数变
   E. 炎热

24. 易于生风的邪气是
   A. 风
   B. 寒
   C. 湿
   D. 燥
   E. 火

25. 六淫致病,其性干涩,易伤津液的是
   A. 风邪
   B. 寒邪
   C. 暑邪
   D. 燥邪
   E. 火邪

26. 妇女月经淋沥日久,气短乏力,闭经3个月,伴少腹隐痛,其病机是
   A. 真虚假实
   B. 因虚致实
   C. 由实转虚
   D. 真实假虚
   E. 实中夹虚

27. 下列除哪项外,均不适宜采用通因通用法治疗
   A. 脾虚泄泻
   B. 肾虚五更泄泻
   C. 瘀血所致的崩漏
   D. 肾虚小便频数
   E. 虚实夹杂病证

28. "益火之源,以消阴翳"的治法最适用于
   A. 阴盛则寒之证
   B. 阳虚则寒之证
   C. 阴损及阳之证
   D. 阴盛伤阳之证
   E. 阳盛伤阴之证

29. 阳偏盛而导致的实热证,其治疗方法为
   A. 阴病治阳
   B. 热因热用
   C. 热者寒之
   D. 寒者热之
   E. 阳中求阴

30. 肺痨咳嗽,咳嗽不甚时应采取的治则是
   A. 治标
   B. 治本
   C. 标本兼治
   D. 先治本,后治标
   E. 反治

31. 两眼灵活,明亮有神,神志清楚,反应灵敏,语言清晰的是
   A. 得神
   B. 神乱
   C. 少神
   D. 失神
   E. 假神

32. 下列各项,不属于面色发青临床意义的是
   A. 血瘀
   B. 寒证
   C. 惊风
   D. 痰饮

E. 痛证

33. 脾肾两亏的目态是
    A. 戴眼反折
    B. 目睛微定
    C. 昏睡露睛
    D. 双睑下垂
    E. 横目斜视

34. 头发成斑片状脱落的临床意义是
    A. 气血两虚
    B. 肾精亏损
    C. 久病体弱
    D. 血虚受风
    E. 血热

35. 观察舌形不包括下列哪项内容
    A. 胖大
    B. 肿胀
    C. 短缩
    D. 齿痕
    E. 裂纹

36. 舌体短缩,色青紫而湿润,是由于
    A. 气滞血瘀
    B. 痰浊内阻
    C. 寒凝筋脉
    D. 气血俱虚
    E. 热盛动风

37. 舌质胖嫩、淡白、湿润,并有齿痕的临床意义是
    A. 气虚
    B. 脾虚
    C. 湿热痰浊
    D. 阳虚水湿
    E. 血虚不润

38. 花剥苔的临床意义是
    A. 脾胃气虚
    B. 胃阴不足
    C. 胃中热盛
    D. 胃气阴两虚
    E. 胃阴枯竭

39. 郑声的临床意义是
    A. 心气虚弱
    B. 宗气大虚
    C. 神气不足
    D. 痰扰神明
    E. 脏气衰微,心神散乱

40. 寒湿、痰浊停肺所致咳嗽的特点是
    A. 咳声轻清低微
    B. 咳声重浊紧闷
    C. 咳声不扬,痰黄稠
    D. 干咳无痰或少痰
    E. 阵发痉挛性咳嗽

41. 睡时汗出,醒时汗止,称为
    A. 盗汗
    B. 绝汗
    C. 自汗
    D. 大汗
    E. 战汗

42. 两侧头痛属于
    A. 厥阴经
    B. 太阳经
    C. 阳明经
    D. 少阳经
    E. 太阴经

43. 肝气犯胃所致胃脘痛的特点为
    A. 隐隐作痛
    B. 冷痛喜暖
    C. 痛如刀割
    D. 胀满疼痛

E. 灼热疼痛

44. 完谷不化的临床意义是
   A. 伤食
   B. 肝脾不调
   C. 湿热下注
   D. 痢疾
   E. 脾肾阳虚

45. 弱脉与濡脉的共同特征是
   A. 沉而无力
   B. 浮而无力
   C. 脉来空虚无力
   D. 细而无力
   E. 迟而无力

46. 以下不属于代脉主病的是
   A. 风证
   B. 痛证
   C. 脏气衰微
   D. 七情惊恐
   E. 宿食停滞

47. 具备沉、实、大、弦、长形象特点的脉是
   A. 牢脉
   B. 紧脉
   C. 芤脉
   D. 伏脉
   E. 革脉

48. 下列除哪项外,均为里证的特点
   A. 但热不寒
   B. 但寒不热
   C. 寒热往来
   D. 苔黄
   E. 脉沉

49. 下列各项中,不属于寒证与热证鉴别要点的是

A. 身热与身冷
B. 面赤与面白
C. 口渴与不渴
D. 舌苔黄与白
E. 头痛与不痛

50. 风淫证的临床表现为
   A. 恶风寒,微发热,汗出,脉浮缓
   B. 发热无汗,头痛,喘咳
   C. 恶热,汗出,口渴,乏力,尿黄
   D. 发热体倦,头重,胸闷,不渴
   E. 壮热,口渴,吐衄,谵妄,烦躁

51. 下列各项,不属于燥淫证临床表现的是
   A. 皮肤干燥
   B. 干咳少痰
   C. 渴不欲饮
   D. 大便干燥
   E. 小便短黄

52. 下列不属于气不固证临床表现的是
   A. 自汗
   B. 滑胎
   C. 小便失禁
   D. 遗精
   E. 脱肛

53. 心血虚证与心阴虚证的共同见症是
   A. 心烦
   B. 舌淡
   C. 脉细数
   D. 盗汗
   E. 失眠

54. 肠燥津亏证的临床表现是
   A. 口干咽燥
   B. 口臭,头晕
   C. 便干难以排出
   D. 舌红,苔白干

E. 脉象细涩

55. 以身热、大便不通、小便不畅为辨证要点的属于
   A. 邪热壅肺证
   B. 热扰胸膈证
   C. 风热犯卫证
   D. 热结肠道证
   E. 燥热犯卫证

56. 七情配伍中,可以降低药物功效的配伍是
   A. 相须
   B. 相使
   C. 相杀
   D. 相畏
   E. 相恶

57. 下列不属于"十八反"的药组是
   A. 甘草反甘遂
   B. 乌头反贝母
   C. 藜芦反半夏
   D. 甘草反大戟
   E. 乌头反瓜蒌

58. 下列入汤剂宜包煎的药物是
   A. 砂仁
   B. 沉香
   C. 磁石
   D. 五灵脂
   E. 天南星

59. 下列哪项不属于苦味药的作用
   A. 降泄
   B. 通泄
   C. 燥湿
   D. 收敛
   E. 清泄

60. 功能疏散风热、透疹利咽、解毒消肿的是
   A. 薄荷
   B. 牛蒡子
   C. 蝉蜕
   D. 升麻
   E. 葛根

61. 大黄后下的目的是
   A. 清热解毒
   B. 泄热通便
   C. 清化痰热
   D. 活血祛瘀
   E. 凉血止血

62. 炒炭后可用于治疗便血的药物是
   A. 防风
   B. 香薷
   C. 羌活
   D. 黄连
   E. 荆芥

63. 具有清实热、退虚热功效的药物是
   A. 石膏
   B. 知母
   C. 黄芩
   D. 苦参
   E. 栀子

64. 下列各项,不属于栀子功效的是
   A. 凉血解毒
   B. 泻火除烦
   C. 清热利湿
   D. 消退虚热
   E. 凉血止血

65. 既能清热燥湿,又能泻火解毒,尤善治疗痈疽疗疮的药物是
   A. 决明子
   B. 生地黄
   C. 大血藤

D. 黄连
E. 马勃

66. 治疗梅毒的要药是
   A. 土茯苓
   B. 漏芦
   C. 鱼腥草
   D. 败酱草
   E. 野菊花

67. 芒硝具有的功效是
   A. 泻下攻积,润燥软坚,清热消肿
   B. 泻下寒积,清热消肿
   C. 养血润肠,清热消肿
   D. 养阴通便,清热消肿
   E. 壮阳通便,清热消肿

68. 治疗寒湿痹痛,腰以下明显者,最佳的药物是
   A. 防己
   B. 威灵仙
   C. 独活
   D. 羌活
   E. 木瓜

69. 治疗湿浊中阻之呕吐,应首选的药物是
   A. 紫苏
   B. 香薷
   C. 生姜
   D. 黄连
   E. 藿香

70. 茯苓与薏苡仁均具有的功效是
   A. 安神
   B. 除痹
   C. 通乳
   D. 解毒
   E. 健脾

71. 具有祛风、通络、止痉功效的药物是
   A. 白僵蚕
   B. 木瓜
   C. 蕲蛇
   D. 蝉蜕
   E. 独活

72. 具有补火助阳功效的药物是
   A. 附子
   B. 干姜
   C. 细辛
   D. 花椒
   E. 高良姜

73. 治疗食积腹痛,疝气痛,应选用的药物是
   A. 麦芽
   B. 稻芽
   C. 神曲
   D. 山楂
   E. 鸡内金

74. 甘遂入丸散的用量是
   A. 0.5~1g
   B. 1.5~3g
   C. 0.6~0.9g
   D. 3~9g
   E. 0.1~0.3g

75. 具有凉血止血、解毒敛疮功效,治疗烫伤的药物是
   A. 地榆
   B. 蒲黄
   C. 白茅根
   D. 槐花
   E. 大蓟

76. 为"血中气药",能"上行头目,下调经水"的药物是
   A. 川芎

B. 延胡索

C. 姜黄

D. 莪术

E. 郁金

77. 下列各项,不属于红花主治病证的是
    A. 血滞经闭
    B. 产后瘀滞腹痛
    C. 跌打损伤
    D. 胸痹心痛
    E. 肠燥便秘

78. 具有理气健脾、燥湿化痰功效的药物是
    A. 枳实
    B. 佛手
    C. 陈皮
    D. 薤白
    E. 川楝子

79. 治疗心下痞、梅核气,应选用的药物是
    A. 天南星
    B. 款冬花
    C. 旋覆花
    D. 桔梗
    E. 半夏

80. 朱砂入药的正确炮制方法是
    A. 水飞
    B. 炙
    C. 煅
    D. 煨
    E. 淬

81. 石决明与草决明的共同功效是
    A. 润肠通便
    B. 清肝明目
    C. 息风止痉

D. 止咳平喘

E. 降气化痰

82. 用治虚寒性胎漏淋漓不止者,宜选用的药物是
    A. 桑寄生
    B. 艾叶
    C. 白术
    D. 续断
    E. 砂仁

83. 黄芪的功效是
    A. 补气助阳,益卫固表,托毒生肌,燥湿利水
    B. 补气助阳,益卫固表,托毒生肌,利水退肿
    C. 补气升阳,益卫固表,托毒生肌,利水退肿
    D. 补气升阳,止汗安胎,托毒生肌,利水退肿
    E. 补气升阳,固摄安胎,托毒生肌,利水退肿

84. 白术的性味是
    A. 辛、甘、温
    B. 辛、苦、温
    C. 甘、苦、温
    D. 辛、苦、平
    E. 甘、苦、平

85. 具有敛汗安神功效,治疗心悸、失眠、多梦的药物是
    A. 朱砂
    B. 人参
    C. 远志
    D. 麦冬
    E. 五味子

A2型题(86~90题)

答题说明

每一道试题是以一个小案例出现的,其下面都有A、B、C、D、E五个备选答案。请从中选择一个最佳答案,并在答题卡上将相应题号的相应字母所属的方框涂黑。

86. 患者,女,28岁。身热,不恶寒,反恶热,烦渴喜冷饮,神昏谵语,便秘溲赤,手足逆冷,舌红苔黄而干,脉沉数有力。其辨证是
    A. 表寒里热
    B. 表热里寒
    C. 真热假寒
    D. 真寒假热
    E. 上热下寒

87. 患者,男,56岁。素患眩晕,因情急恼怒而突发头痛而胀,继则昏厥仆倒,呕血,不省人事,肢体强痉,舌红苔黄,脉弦。其病机是
    A. 气郁
    B. 气逆
    C. 气脱
    D. 气陷
    E. 气结

88. 患者,男,45岁。平素急躁易怒,今日因事与人争吵时突感头晕,站立不住,面赤如醉,舌体颤动,脉弦。其辨证是

    A. 肝火上炎
    B. 肝阳上亢
    C. 热极生风
    D. 肝阳化风
    E. 肝气郁结

89. 患者,男,42岁。身目发黄,黄色鲜明,腹部痞满,肢体困重,便溏尿黄,身热不扬,舌红,苔黄腻,脉濡数。其辨证是
    A. 肝胆湿热
    B. 大肠湿热
    C. 肝火上炎
    D. 湿热蕴脾
    E. 寒湿困脾

90. 患者,女,38岁。身灼热,神昏谵语,痰壅气粗,舌謇肢厥,脉细数。其辨证是
    A. 热陷心包
    B. 热灼营阴
    C. 热盛动血
    D. 热盛伤阴
    E. 热盛动风

B1型题(91~150题)

答题说明

以下提供若干组考题,每组考题共用在考题前列出的A、B、C、D、E五个备选答案。请从中选一个最佳答案,并在答题卡上将相应题号的相应字母所属的方框涂黑。某个备选答案可能被选择一次、多次或不被选择。

A. 阳盛则阴病,阴盛则阳病
B. 雨出地气,云出天气
C. 阴在内,阳之守也
D. 重阴必阳,重阳必阴
E. 阴损及阳,阳损及阴

91. 以上说法体现了阴阳互藏关系的是

92. 以上说法体现了阴阳对立制约关系的是

　　A. 肝病及心
　　B. 肝病及肾
　　C. 肝病及肺
　　D. 肝病及脾
　　E. 脾病及心

93. 属五行相乘传变的是
94. 属五行相侮传变的是

　　A. 心
　　B. 肺
　　C. 脾
　　D. 肝
　　E. 肾

95. 与血液运行关系最密切的脏是
96. 对津液代谢起主宰作用的脏是

　　A. 心
　　B. 肝
　　C. 脾
　　D. 肺
　　E. 肾

97. "生痰之源"指的是
98. "贮痰之器"指的是

　　A. 津
　　B. 液
　　C. 受纳水谷
　　D. 贮存尿液
　　E. 运化

99. 小肠主
100. 胃主

　　A. 邪气偏盛
　　B. 正气不足
　　C. 邪盛正衰
　　D. 正盛邪衰
　　E. 正虚邪恋

101. 疾病发生的重要条件是
102. 疾病发生的内在依据是

　　A. 实热
　　B. 实寒
　　C. 虚热
　　D. 虚寒
　　E. 真寒假热

103. 阴偏衰所形成的病理变化是
104. 阴偏盛所形成的病理变化是

　　A. 实证
　　B. 虚证
　　C. 虚实夹杂证
　　D. 真虚假实证
　　E. 真实假虚证

105. 正气不足,邪气亢盛,所形成的病证是
106. 邪气亢盛,正气不虚,所形成的病证是

　　A. 热因热用
　　B. 实则泻之
　　C. 热者寒之
　　D. 寒者热之
　　E. 虚则补之

107. 属于反治的是
108. 属于从治的是

　　A. 风气内动
　　B. 津伤化燥
　　C. 湿浊内生
　　D. 寒从中生

E. 火热内生

109. 久病累及脾肾,以致脾肾阳虚,温煦气化失司,可以形成

110. 邪热炽盛,煎灼津液,伤及营血,燔灼肝经,可以形成

A. 面白浮肿
B. 面色青紫
C. 面色苍黄
D. 面色黧黑
E. 面色萎黄

111. 肝郁脾虚的面色是
112. 脾胃气虚的面色是

A. 平铺于皮下,摸之不碍手
B. 高出于皮肤,摸之碍手
C. 皮肤上出现晶莹如粟的透明小疱疹
D. 初起如粟,根脚坚硬
E. 皮肤红、肿、热、痛

113. 疹为
114. 斑为

A. 四肢萎缩
B. 肢体肿胀
C. 膝部肿大
D. 小腿青筋
E. 下肢畸形

115. 寒湿内侵,络脉血瘀所致证的临床表现是
116. 气血亏虚,肢体失养所致证的临床表现是

A. 气机不畅
B. 脾虚湿侵
C. 药物中毒
D. 阴虚火旺
E. 痰饮内停

117. 舌淡红中泛现青紫,其临床意义是
118. 舌淡白胖嫩,边有齿痕和裂纹,其临床意义是

A. 咽干口燥
B. 口淡不渴
C. 口渴欲饮,饮后即吐
D. 但欲漱水不欲咽
E. 口渴引饮

119. 瘀血证可表现为
120. 水停胃中证可表现为

A. 浮脉
B. 洪脉
C. 芤脉
D. 革脉
E. 散脉

121. 脉象浮而无根,至数不齐,按之则无,称为
122. 脉象浮大中空,如按葱管,称为

A. 洪数脉
B. 浮数脉
C. 滑数脉
D. 濡数脉
E. 弦数脉

123. 阳明经证多见
124. 食积化热多见

A. 胆怯易惊,心悸失眠
B. 精神涣散,喜笑不休
C. 哭笑无常,打人毁物
D. 忧愁不乐,胸胁胀满
E. 烦躁发狂,头胀头痛

125. 悲恐证的临床表现是
126. 喜证的临床表现是

A. 气能生血
B. 气能摄血
C. 气能行血
D. 血能载气
E. 血能生气

127. 治疗血虚常配伍补气药的根据是
128. 气随血脱的生理基础是

A. 脾肾阳虚证
B. 肝肾阴虚证
C. 心肾不交证
D. 肺肾阴虚证
E. 心脾气血虚证

129. 以心烦、失眠、遗精、耳鸣为主症的证候是
130. 以眩晕、胁痛、遗精、耳鸣为主症的证候是

A. 葛根
B. 荆芥
C. 生姜
D. 白芷
E. 淡豆豉

131. 治疗风寒感冒,寒湿带下,应选用的药物是
132. 治疗风寒感冒,肺寒咳嗽,应选用的药物是

A. 威灵仙
B. 防己
C. 狗脊
D. 独活
E. 木瓜

133. 既能祛风湿,又能消骨鲠的药物是
134. 既能祛风湿,又能强腰膝的药物是

A. 钩藤
B. 熊胆
C. 水牛角
D. 决明子
E. 夏枯草

135. 具有明目、散结消肿功效的药物是
136. 具有明目、息风止痉功效的药物是

A. 肺、胃、心
B. 肺、脾、肾
C. 心、脾、肾
D. 心、肝、肾
E. 心、肝、脾

137. 生地黄的归经是
138. 牡丹皮的归经是

A. 利水渗湿,除痹
B. 利水通淋,通乳
C. 利湿退黄,利尿通淋,解毒消肿
D. 利水渗湿,健脾,止咳
E. 利水通淋,渗湿止泻,明目,祛痰

139. 车前子的功效是
140. 金钱草的功效是

A. 白及
B. 仙鹤草
C. 棕榈炭
D. 血余炭
E. 炮姜

141. 具有止痢功效的药物是
142. 具有截疟功效的药物是

A. 山楂
B. 神曲
C. 莱菔子
D. 麦芽

E. 鸡内金

143. 食积兼外感表证,应选用的药物是
144. 食积兼痰多咳喘,应选用的药物是

A. 活血行气,祛风止痛

B. 活血行气,清心凉血

C. 活血调经,除烦安神

D. 活血通经,清热解毒

E. 活血通经,祛瘀止痛

145. 郁金具有的功效是
146. 红花具有的功效是

A. 羚羊角

B. 天南星

C. 钩藤

D. 天麻

E. 地龙

147. 治疗高热惊痫、半身不遂、尿闭不通,应选用的药物是
148. 治疗惊痫抽搐、头痛眩晕、肢体麻木,应选用的药物是

A. 阴虚劳嗽

B. 气虚自汗

C. 胃热呕吐

D. 湿热泻痢

E. 风寒湿痹

149. 阿胶的主治病证是
150. 黄芪的主治病证是

A1 型题(1~75 题)

答题说明

每一道试题下面有 A、B、C、D、E 五个备选答案。请从中选择一个最佳答案,并在答题卡上将相应题号的相应字母所属的方框涂黑。

1. 解表剂不适用的证候是
   A. 外感风寒表证
   B. 外感风热表证
   C. 疮疡初起
   D. 麻疹已透
   E. 水肿初起

2. 药物组成中不同时含有麻黄、杏仁的方剂是
   A. 定喘汤
   B. 小青龙汤
   C. 大青龙汤
   D. 麻黄汤
   E. 麻杏甘石汤

3. 济川煎中配伍当归的意义是
   A. 补血活血
   B. 补血润肠
   C. 补血调经
   D. 补血益肝
   E. 引血归经

4. 以"辛开苦降、寒热并用"为配伍特征的方剂是
   A. 麻黄汤
   B. 四逆散
   C. 半夏泻心汤
   D. 苓桂术甘汤
   E. 苏子降气汤

5. 清营汤的功用是
   A. 泻火养阴,凉血散瘀
   B. 益气养阴,宁心安神
   C. 清热凉血,养阴生津
   D. 清营透热,养阴活血
   E. 泻火解毒,凉血止血

6. 药物组成中含有牛膝的方剂是
   A. 芍药汤
   B. 龙胆泻肝汤
   C. 清营汤
   D. 导赤散
   E. 玉女煎

7. 青蒿鳖甲汤主治证候的热型是
   A. 骨蒸潮热
   B. 夜热早凉
   C. 日晡潮热
   D. 身热夜甚
   E. 皮肤蒸热

8. 温经汤的君药是
   A. 当归、川芎
   B. 当归、肉桂
   C. 当归、吴茱萸
   D. 吴茱萸、桂枝
   E. 当归、桂枝

9. 防风通圣散的功用是
   A. 疏风清热,泄热散结
   B. 辛凉宣肺,宣肺止咳
   C. 疏风解表,泄热通便
   D. 解表散寒,温肺化饮
   E. 和解少阳,内泻热结

10. 吴茱萸汤所治呕吐的病机是
    A. 中焦虚寒,浊阴上逆
    B. 胃虚有热,胃气不和
    C. 肝气犯胃,胃气不降

D. 中虚停饮,胃气上逆

E. 胃气虚弱,痰浊内阻

11. 小建中汤的君药是
    A. 芍药
    B. 桂枝
    C. 饴糖
    D. 炙甘草
    E. 生姜

12. 下列各项,不属六味地黄丸主治证候特点的是
    A. 腰膝酸软,盗汗遗精
    B. 耳鸣耳聋,头晕目眩
    C. 骨蒸潮热,手足心热
    D. 小便不利或反多
    E. 舌红少苔,脉沉细数

13. 当归补血汤重用黄芪为君,意在
    A. 补气固表
    B. 补气行血
    C. 补气生血
    D. 补气行水
    E. 补气托毒

14. 一贯煎中重用生地黄为君,意在
    A. 清热凉血
    B. 滋阴凉血
    C. 壮水制火
    D. 补益肝肾
    E. 滋养肺肾

15. 治疗脾肾虚寒,五更泄泻的方剂是
    A. 真人养脏汤
    B. 理中丸
    C. 四神丸
    D. 桃花汤
    E. 固精丸

16. 桑螵蛸散与天王补心丹两方组成中均含有的药物是
    A. 龙骨、人参
    B. 人参、菖蒲
    C. 菖蒲、远志
    D. 远志、当归
    E. 当归、石斛

17. 苏合香丸主治
    A. 心绞痛属痰浊气滞血瘀者
    B. 寒闭证
    C. 暑秽证
    D. 热闭证
    E. 痰热内闭心包证

18. 下列哪项不是半夏厚朴汤的主治证候
    A. 咽中如有物梗阻
    B. 胸膈满闷
    C. 恶心呕吐
    D. 舌苔白润
    E. 脉细数

19. 旋覆代赭汤的功用是
    A. 行气散结,降逆化痰
    B. 宣肺降气,祛痰平喘
    C. 降逆化痰,益气和胃
    D. 益气清热,降逆和胃
    E. 行气开郁,化痰散结

20. 主要功用为镇心安神、清热养血的方剂是
    A. 归脾汤
    B. 酸枣仁汤
    C. 朱砂安神丸
    D. 当归六黄汤
    E. 天王补心丹

21. 复元活血汤的君药是
    A. 柴胡、当归
    B. 柴胡、大黄

C. 当归、红花
D. 红花、桃仁
E. 桃仁、大黄

22. 川芎茶调散的药物组成中含有
    A. 苍术
    B. 牛蒡子
    C. 蝉蜕
    D. 羌活
    E. 当归

23. 清燥救肺汤的功用是
    A. 清肺润燥,益气养阴
    B. 滋肾润肺,清热化痰
    C. 益气养阴,敛肺止咳
    D. 养阴润肺,化痰止咳
    E. 清宣温燥,止咳化痰

24. 完带汤中起燥湿运脾作用的药物是
    A. 白芍
    B. 车前子
    C. 白术
    D. 苍术
    E. 荆芥穗

25. 二陈汤主治
    A. 风寒咳嗽
    B. 热痰咳嗽
    C. 燥痰咳嗽
    D. 湿痰咳嗽
    E. 寒饮咳嗽

26. 乌梅丸的功用是
    A. 敛肺止咳
    B. 敛阴止汗
    C. 涩精止遗
    D. 固脬缩尿
    E. 涩肠止泻

27. 表现为典型弛张热的疾病是
    A. 风湿热
    B. 渗出性胸膜炎
    C. 疟疾
    D. 布鲁菌病
    E. 肺炎链球菌性肺炎

28. 下列各项,可引起头痛伴剧烈眩晕的是
    A. 颅内高压
    B. 小脑肿瘤
    C. 蛛网膜下腔出血
    D. 偏头痛
    E. 中暑

29. 下列各项,可引起腹痛伴急性高热、寒战的是
    A. 急性化脓性胆管炎
    B. 结缔组织病
    C. 急性腹腔内出血
    D. 肠梗阻
    E. 结核性腹膜炎

30. 临床表现为咳嗽伴杵状指的疾病是
    A. 支气管炎
    B. 支气管扩张症
    C. 肺结核
    D. 肺炎链球菌性肺炎
    E. 胸膜炎

31. 引起咯血最常见的疾病是
    A. 肺结核
    B. 肺淤血
    C. 肺部恶性肿瘤
    D. 肺炎链球菌性肺炎
    E. 肺梗死

32. 符合阻塞性黄疸表现的是
    A. 粪便颜色加深
    B. 尿中胆红素阴性

C. 尿中尿胆原增加
D. 心率加快
E. 血清碱性磷酸酶明显增高

33. 下列除哪项外,均符合问诊的要求
   A. 态度和蔼,言语亲切
   B. 要将患者陈述的内容去粗取精,去伪存真
   C. 交谈时避免使用特定意义的医学术语
   D. 医生要多提出诱导性的问题
   E. 对危重患者只扼要询问,待病情缓和后再补充

34. 下列各项,对急性阑尾炎最有诊断意义的体征是
   A. 发热
   B. 腰大肌试验阳性
   C. 结肠充气试验阳性
   D. 腹肌紧张
   E. 阑尾点固定性压痛

35. 可引起肝浊音界消失的疾病是
   A. 急性胃炎
   B. 急性胆囊炎
   C. 急性胰腺炎
   D. 急性阑尾炎
   E. 胃溃疡穿孔

36. 诊断主动脉瓣关闭不全最重要的体征是
   A. 靴形心
   B. 水冲脉
   C. 心尖区第一心音减弱
   D. 心尖部柔和的收缩期杂音
   E. 主动脉瓣区舒张期杂音

37. 甲状腺功能减退患者可见的面容为
   A. 无欲貌
   B. 苦笑面容
   C. 面具面容

D. 肢端肥大面容
E. 黏液性水肿面容

38. 下列可以引起全身淋巴结肿大的疾病是
   A. 急性化脓性扁桃体炎
   B. 肺炎链球菌性肺炎
   C. 肺癌
   D. 再生障碍性贫血
   E. 系统性红斑狼疮

39. 两侧瞳孔大小不等,多见于
   A. 有机磷农药中毒
   B. 脑肿瘤
   C. 吗啡药物影响
   D. 濒死状态
   E. 阿托品药物影响

40. 出现呼吸音增强的疾病是
   A. 重症肌无力
   B. 膈肌瘫痪
   C. 胸膜炎
   D. 贫血
   E. 腹膜炎

41. 听诊心包摩擦音最清楚的部位是
   A. 心尖部
   B. 胸骨左缘第3、4肋间
   C. 胸骨右缘第3、4肋间
   D. 左侧腋前线第3、4肋间
   E. 心底部

42. 下列各项,可引起听觉语音增强的是
   A. 气管异物
   B. 阻塞性肺气肿
   C. 胸腔积液
   D. 肺实变
   E. 胸膜增厚粘连

43. 引起中性粒细胞增多的疾病是

A. 脾功能亢进
B. 伤寒
C. 系统性红斑狼疮
D. 流行性感冒
E. 急性大失血

C. 心房率慢于心室率
D. 心室率为40~60次/分时,QRS波群形态正常
E. 心室率在40次/分以下时,QRS波群宽大畸形

44. 下列各项,可引起高钾血症的疾病是
A. 肾性水肿
B. 醛固酮增多症
C. 心功能不全
D. 肾上腺皮质功能减退症
E. 代谢性碱中毒

49. 中央型肺癌最早出现的征象是
A. 黏液嵌塞征
B. 局限性肺气肿
C. 段或叶的肺不张
D. 阻塞性肺炎
E. 肺门阴影增浓

45. 下列可出现尿酮体阳性的疾病是
A. 糖尿病酮症酸中毒
B. 恶性疟疾
C. 阵发性睡眠性血红蛋白尿
D. 肾盂肾炎
E. 急性肾小球肾炎

50. COPD最主要的病因是
A. 吸烟
B. 职业粉尘
C. 空气污染
D. 感染
E. 氧化应激

46. 下列各项,不出现心电轴左偏的是
A. 左后分支传导阻滞
B. 左心室肥厚
C. 左心室起源的室性心动过速
D. 横位心脏
E. 肥胖

51. 肺心病肺动脉高压形成的主要原因是
A. 血容量增加
B. 肺血管玻璃样改变
C. 肺细小动脉痉挛
D. 右心室肥大
E. 左心衰竭

47. 前间壁心肌梗死的特征性心电图改变出现的导联是
A. V_1、V_2、V_3
B. V_1、V_2、V_3、V_4、V_5
C. V_3、V_4、V_5
D. V_5、Ⅰ、aVL
E. Ⅱ、Ⅲ、aVF

52. 下列关于哮喘持续状态的紧急处理措施,错误的是
A. 静脉滴注地塞米松
B. 口服氨茶碱
C. 纠正酸中毒
D. 吸氧
E. 补充水、电解质

48. 下列最不符合三度房室传导阻滞心电图特征的是
A. P波与QRS波群无传导关系
B. 心房率快于心室率

53. 改善急性左心衰竭症状最有效的药物是
A. 利尿剂
B. 洋地黄
C. 钙离子拮抗剂

D. β肾上腺素受体阻滞剂
E. 血管紧张素转换酶抑制剂

54. 心绞痛发作时最有效、作用最快、使用最简便的药物是
   A. 阿司匹林
   B. 阿替洛尔（氨酰心安）
   C. 硝苯地平（心痛定）
   D. 硝酸甘油
   E. 速效救心丸

55. 主动脉瓣狭窄的典型三联征是
   A. 呼吸困难、心绞痛、晕厥
   B. 心力衰竭、心绞痛、晕厥
   C. 呼吸困难、心律失常、晕厥
   D. 心力衰竭、心律失常、晕厥
   E. 心绞痛、心律失常、晕厥

56. 高血压伴糖尿病肾病的治疗药物是
   A. 利尿剂
   B. β受体阻滞剂
   C. CCB
   D. ACEI
   E. ARB

57. 诊断慢性胃炎最可靠的方法是
   A. X线钡餐检查
   B. 胃液分析
   C. 胃镜加活检检查
   D. 血清胃泌素测定
   E. 大便隐血试验

58. 消化性溃疡的手术适应证是
   A. 复合性溃疡
   B. 慢性穿孔
   C. 直径大于2cm的溃疡
   D. 功能性幽门梗阻
   E. 瘢痕性幽门梗阻

59. 下列各项，不属于慢性肾炎基本表现的是
   A. 蛋白尿
   B. 血尿
   C. 高血压
   D. 水肿
   E. 管型尿

60. 诊断尿路感染最有意义的指征是
   A. 畏寒、高热、白细胞增高
   B. 尿中大量红细胞
   C. 尿中白细胞>5/HP
   D. 尿培养菌落计数>10^5/mL
   E. 肾区叩击痛

61. 慢性肾衰竭的最常见病因是
   A. 急性肾炎
   B. 慢性肾炎
   C. 糖尿病
   D. 慢性肾盂肾炎
   E. 高血压

62. 关于缺铁性贫血的实验室检查，错误的是
   A. 小细胞低色素性贫血
   B. 骨髓增生活跃，幼红细胞增生
   C. 骨髓铁染色阴性
   D. 血清铁减少
   E. 血清总铁结合力降低

63. 慢性特发性血小板减少性紫癜最常见于
   A. 幼儿
   B. 儿童
   C. 青年女性
   D. 壮年男性
   E. 老年人

64. 不属于甲状腺功能亢进症高代谢综合征表现的是
   A. 怕热、多汗
   B. 多食善饥

C. 体重锐减

D. 糖耐量减低

E. 血胆固醇升高

65. 磺脲类药物的主要作用机制是
    A. 提高外周组织对糖的利用
    B. 抑制肝糖异生
    C. 促使胰岛素受体亲和力增强
    D. 抑制肠道糖吸收
    E. 促进胰岛素分泌

66. 不属于类风湿关节炎临床特点的是
    A. 女性多见
    B. 起病隐匿
    C. 好发于60岁以上的老年人
    D. 早期小关节受累
    E. 可致关节畸形与功能障碍

67. 原发性蛛网膜下腔出血最常见的病因是
    A. 脑动脉炎
    B. 脑底囊性动脉瘤破裂
    C. 血液病
    D. 高血压性动脉硬化
    E. 脑血管畸形

68. 属系统性红斑狼疮自身抗体的标记性抗体是
    A. 抗Sm抗体
    B. 抗dsDNA抗体
    C. 抗SSA抗体
    D. 抗磷脂抗体
    E. 抗RNP抗体

69. 上消化道出血最常见的病因是
    A. 食管及胃底静脉曲张破裂出血
    B. 胃癌
    C. 消化性溃疡
    D. 急性胃黏膜损害
    E. Mallory-Weiss综合征

70. 下列各项,不属于中国古代医德思想内容的是
    A. 救死扶伤、一视同仁的道德准则
    B. 仁爱救人、赤诚济世的事业准则
    C. 清廉正直、不图钱财的道德品质
    D. 认真负责、一丝不苟的服务态度
    E. 不畏权贵、忠于医业的献身精神

71. 医学人道主义的核心内容是
    A. 尊重患者
    B. 认真对待患者
    C. 患者的知情同意权
    D. 患者的自主权
    E. 医生的权力

72. 关于医德良心,下述说法错误的是
    A. 是对道德情感的深化
    B. 是对道德责任的自觉认识
    C. 是一种自我评价能力
    D. 是一种强烈的道德责任感
    E. 因其不可见而很难确定其作用

73. 关于临床诊疗道德的一般原则,下列说法错误的是
    A. 患者第一原则
    B. 最优化原则
    C. 痛苦最小原则
    D. 耗费最小原则
    E. 医生自主决定原则

74. 关于医生行使道德权利,下列说法错误的是
    A. 医生行使道德权利具有自主性
    B. 医生在特殊情况下可行使干涉权
    C. 医生行使道德权利具有特殊性
    D. 医生行使道德权利不受患者自主权的制约
    E. 医生行使道德权利具有专业权威性

75. 药物治疗中的道德要求,不包括
    A. 对症下药,剂量安全
    B. 要尽可能为患者选择贵重有效的药物
    C. 合理配伍,细致观察
    D. 节约费用,公正分配
    E. 合理配伍,对症下药

A2 型题(76~95 题)

> **答题说明**
> 每一道试题是以一个小案例出现的,其下面都有 A、B、C、D、E 五个备选答案。请从中选择一个最佳答案,并在答题卡上将相应题号的相应字母所属的方框涂黑。

76. 患者,女,32 岁。因旅途劳累而畏寒,高热,体温达 39℃,干咳,右侧胸痛,深呼吸或咳嗽时加重。查体:患者呈急性重病面容,面部充血,口角有疱疹,右中下肺闻及支气管呼吸音,临床诊断为急性肺炎。其最可能的病原体是
    A. 肺炎支原体
    B. 肺炎克雷伯菌
    C. 肺炎链球菌
    D. 肺炎衣原体
    E. 金黄色葡萄球菌

77. 患者,男,60 岁。COPD 病史多年,每年冬季发作。查体:呈桶状胸,双肺叩诊呈过清音,心浊音界缩小,呼吸音减弱,肺功能检查显示 80% > FEV_1 ≥50%。其 COPD 严重程度的分级是
    A. Ⅰ级
    B. Ⅱ级
    C. Ⅲ级
    D. Ⅳ级
    E. Ⅴ级

78. 患者,男,50 岁。慢性支气管炎病史 5 年,近 2~3 个月咳嗽加重,痰中持续带血,伴胸闷、气急、胸痛。X 线检查:肺门阴影增大。应首先考虑
    A. 慢性支气管炎
    B. 原发性支气管肺癌
    C. 肺炎
    D. 肺结核
    E. 肺脓肿

79. 患者,男,20 岁。反复发作胸闷、气急、咳嗽 1 年。发作时查体:两肺满布哮鸣音。应首先考虑
    A. 急性支气管炎
    B. 慢性支气管炎喘息型
    C. 心源性哮喘
    D. 支气管哮喘
    E. 肺炎

80. 患者,男,73 岁。既往有慢性肺心病病史 22 年,近日受凉后出现端坐呼吸、胸闷、气促,伴咳嗽、咳痰。下列体征中有助于右心衰竭诊断的是
    A. 心率 121 次/分
    B. 交替脉
    C. 颈静脉怒张
    D. 双肺底小水泡音
    E. 心尖区舒张期奔马律

81. 患者,男,70 岁。今日胸痛发作频繁,2 小时前胸痛再次发作,含化硝酸甘油不能缓解。查体:血压 90/60mmHg,心律不齐。心电图 Ⅱ、Ⅲ、aVF 导联 ST 段抬高,呈弓背向上的单向曲线。应首先考虑的是
    A. 心绞痛
    B. 急性心包炎
    C. 急性前间壁心肌梗死

D. 急性下壁心肌梗死
E. 急性广泛前壁心肌梗死

82. 患者,女,75岁。既往风湿热病史9年,此次因心悸、气急就诊。查体:心尖区闻及响亮粗糙、音调高的全收缩期杂音。X线检查:左心房、左心室增大。其诊断是
A. 三尖瓣狭窄
B. 二尖瓣关闭不全
C. 主动脉瓣狭窄
D. 肺动脉瓣关闭不全
E. 联合瓣膜病变

83. 患者,男,65岁。因上腹痛、腹胀、恶心、呕吐2年就诊,拟诊为慢性胃炎。为明确诊断,最有价值的检查是
A. X线钡剂造影检查
B. 胃液分析
C. 血清学检查
D. 胃镜检查
E. ^{13}C呼气试验

84. 患者,男,31岁。慢性腹泻3年,大便3~5次/日,常带少量脓血,多次大便培养阴性,纤维结肠镜检查:乙状结肠、直肠黏膜弥漫性充血,散在浅溃疡。该患者最可能的诊断是
A. 肠易激综合征
B. 克罗恩病
C. 慢性细菌性痢疾
D. 溃疡性结肠炎
E. 阿米巴痢疾

85. 患者,男,45岁。近日发现大便色黑,伴不规则上腹痛。查体:左锁骨上窝触及1个1cm×1.2cm大小的淋巴结,质硬,大便隐血试验(+++)。应首先考虑
A. 消化性溃疡
B. 胆道感染合并出血

C. 胃癌
D. 血小板减少性紫癜
E. 肝硬化

86. 患者,女,21岁。近年来头昏、乏力、腰痛,下肢凹陷性水肿,尿蛋白(++++),红细胞0~1/HP,血浆白蛋白22g/L,胆固醇>8mmol/L,血尿素氮及肌酐正常。拟诊应考虑
A. 急性肾炎
B. 急性肾小球肾炎
C. 慢性肾小球肾炎
D. 紫癜性肾炎
E. 肾病综合征

87. 患者,女,32岁。近2年来间断发生尿路刺激症状,不发热,尿液检查可见白细胞与颗粒管型。应首先考虑
A. 急性肾炎
B. 慢性肾炎
C. 急性肾盂肾炎
D. 慢性肾盂肾炎
E. 急性膀胱炎

88. 患者,女,37岁。月经量多,皮肤散在出血点。血象:血红蛋白120g/L,白细胞8×10^9/L,中性粒细胞70%,淋巴细胞30%,血小板50×10^9/L。骨髓象:巨核细胞增多。应首先考虑
A. 原发性血小板减少性紫癜
B. 急性淋巴细胞白血病
C. 缺铁性贫血
D. 过敏性紫癜
E. 再生障碍性贫血

89. 患者,男,26岁。食欲和记忆力减退。检查:眼睑苍白,血红细胞、白细胞和血小板均减少。应首先考虑
A. 再生障碍性贫血

B. 缺铁性贫血
C. 溶血性贫血
D. 失血性贫血
E. 巨幼红细胞贫血

90. 患者,女,20岁。因疲乏、无力、烦躁、易激动、注意力不集中等就诊,诊断为缺铁性贫血。支持该诊断的检查结果是
   A. 血清铁浓度正常
   B. 总铁结合力降低
   C. 转铁蛋白饱和度升高
   D. 血清铁蛋白降低
   E. 骨髓铁染色弱阳性

91. 患者,男,38岁。甲亢复发。查体:轻度突眼,甲状腺弥漫性肿大,心率120次/分。实验室检查:$FT_3\uparrow$,$FT_4\uparrow$,$TSH\downarrow$,AST中度升高,血白细胞3.8×10^9/L。该患者适合的治疗措施是
   A. 抗甲状腺药物治疗
   B. 复方碘溶液治疗
   C. 甲状腺手术治疗
   D. 抗甲状腺药物+糖皮质激素治疗
   E. 放射性^{131}I治疗

92. 患者,男,45岁。体形肥胖,无症状,健康查体时发现尿糖阳性,空腹血糖稍高,葡萄糖耐量减低。其诊断是
   A. 2型糖尿病
   B. 1型糖尿病
   C. 糖尿病酮症酸中毒
   D. 肾炎
   E. 肾病

93. 患者,女,21岁。四肢关节疼痛6个月,近2个月出现面颊部对称性红斑,口腔溃疡反复发作。检查:白细胞2.7×10^9g/L,红细胞沉降率67mm/h。该患者最可能的诊断是
   A. 类风湿关节炎
   B. 系统性红斑狼疮
   C. 干燥综合征
   D. 白塞病
   E. 风湿性关节炎

94. 患者,男,26岁。近年来有多次强直、阵挛、昏睡发作,一般数分钟内意识可恢复,发作前胸腹部有气上冲感。其属于癫痫的发作类型是
   A. 大发作
   B. 失神小发作
   C. 精神运动性发作
   D. 局限性发作
   E. 癫痫持续状态

95. 患者,女,73岁。既往有高血压病史20余年,进餐时与家人争吵,随后突然剧烈头痛、头晕、呕吐,继之出现"三偏征"就诊,拟诊断为脑出血。其确诊首选的检查方法是
   A. 头颅CT检查
   B. 脑脊液检查
   C. 脑血管造影
   D. 凝血功能检查
   E. 脑血流图检查

A3型题(96~110题)

答题说明

以下提供若干个案例,每个案例下设3道考题。请根据题干所提供的信息,在每一道考题下面的A、B、C、D、E五个备选答案中选择一个最佳答案,并在答题卡上将相应题号的相应字母所属的方框涂黑。

(96~98题共用题干)

患者,男,67岁。慢性咳嗽、咳痰20多年,活动后气急4年。查体:双肺散在干、湿啰音,心脏正常。血白细胞$90 \times 10^9/L$;X线胸片:双肺中下叶纹理增强。

96. 此患者最可能的诊断是
   A. 支气管哮喘
   B. 支气管扩张症
   C. 慢性阻塞性肺疾病
   D. 细菌性肺炎
   E. 支气管内膜结核

97. 该患者做胸部X线检查的目的是
   A. 确定诊断
   B. 了解病情变化
   C. 帮助判定预后
   D. 疗效的客观指标
   E. 鉴别诊断和确定有无并发症

98. 该患者最主要的治疗措施是
   A. 支气管舒张剂应用
   B. 糖皮质激素应用
   C. 低流量吸氧
   D. 控制感染
   E. 中药治疗

(99~101题共用题干)

患者,男,58岁。发现高血压10余年,胸闷、胸痛间歇发作2年。经诊断为高血压病、冠心病,给予美托洛尔12.5mg,3次/天治疗。今日突然出现胸闷、气急、咳泡沫痰。查体:端坐体位,心率110次/分,双肺底部闻及湿啰音,双下肢无水肿。

99. 该患者目前的诊断为
   A. 急性支气管肺炎
   B. 急性左心衰竭
   C. 全心衰竭
   D. 急性心肌梗死
   E. 变异型心绞痛

100. 目前疾患的诱发因素最可能为
   A. 应用抑制心肌收缩力的药物
   B. 心动过缓
   C. 过劳
   D. 电解质失衡
   E. 急性呼吸道感染

101. 下列处理措施中最佳的是
   A. 呋塞米、毛花苷C、硝酸甘油
   B. 吸氧、氨茶碱、地高辛
   C. 吗啡、地塞米松、氢氯噻嗪
   D. 坐位、多巴酚丁胺、普萘洛尔(心得安)
   E. 哌替啶、呋塞米、阿替洛尔

(102~104题共用题干)

患者,男,40岁。右上腹痛2个月。查体:肝肋下3cm,脾肋下2cm,移动浊音阳性。HBsAg阳性。B超检查:肝右叶有一直径5cm的占位性病变。

102. 该患者最可能的诊断是
   A. 肝硬化
   B. 细菌性肝脓肿
   C. 肝血管瘤
   D. 肝癌
   E. 肝包虫病

103. 该患者最适合的实验室检查是
   A. AFP
   B. γ-GT
   C. 血培养
   D. 包虫囊液皮试
   E. 血清胆红素测定

104. 对该病具有确定诊断意义的检查是

A. B超检查
B. 腹部CT检查
C. X线检查
D. 肝功能检查
E. 肝组织活检或细胞学检查

(105~107题共用题干)

患者,男,26岁。6天前发热、咽痛,应用抗生素治疗无效。查体:颈部浅表淋巴结肿大,咽部充血,扁桃体Ⅱ度肿大,下肢少许瘀斑。白细胞 $16.6 \times 10^9/L$,原始细胞0.60,血红蛋白 $80g/L$,血小板 $34 \times 10^9/L$。

105. 该患者最可能的诊断是
　　A. 特发性血小板减少性紫癜
　　B. 缺铁性贫血
　　C. 再生障碍性贫血
　　D. 血液感染
　　E. 急性白血病
106. 体检中应特别注意的体征是
　　A. 睑结膜苍白
　　B. 胸骨压痛
　　C. 浅表淋巴结肿大
　　D. 皮肤出血点
　　E. 皮肤瘀斑
107. 为明确诊断应做的检查是
　　A. 血小板抗体检测
　　B. 血清铁蛋白检测
　　C. 红细胞沉降率测定

D. 淋巴结活检
E. 骨髓细胞学检查

(108~110题共用题干)

患者,女,17岁。疲乏无力、心烦易怒、怕热多汗半年,易饿,体重下降11kg,月经量减少,经期仅1~2天。查体:血压140/70mmHg,皮肤微潮,手有微颤,轻微眼突,甲状腺Ⅰ度弥漫性肿大,质软,无触痛。

108. 该患者最可能的诊断是
　　A. 亚急性甲状腺炎
　　B. 糖尿病
　　C. 单纯性甲状腺肿
　　D. 自主神经功能紊乱
　　E. Graves病
109. 明确诊断的主要检查是
　　A. 甲状腺放射性核素扫描
　　B. 垂体功能测定
　　C. 血甲状腺素水平测定
　　D. 口服葡萄糖耐量试验
　　E. 甲状腺摄^{131}I试验
110. 最可能的检查结果是
　　A. FT_3及FT_4升高
　　B. TSH升高
　　C. 甲状腺摄^{131}I降低
　　D. 继发性垂体功能降低
　　E. 血糖升高

B1型题(111~150题)

答题说明

以下提供若干组考题,每组考题共用在考题前列出的A、B、C、D、E五个备选答案。请从中选择一个最佳答案,并在答题卡上将相应题号的相应字母所属的方框涂黑。某个备选答案可能被选择一次、多次或不被选择。

　　A. 辅助君药加强治疗主病或主证的药物
　　B. 减轻或消除君、臣药毒性的药物
　　C. 引方中诸药以达病所的药物
　　D. 针对兼病或兼证起治疗作用的药物
　　E. 协助君、臣药以加强治疗作用的药物
111. 佐助药是指
112. 引经药是指

A. 玉女煎
B. 导赤散
C. 六一散
D. 黄连解毒汤
E. 竹叶石膏汤

113. 心胸烦热、口渴面赤、口舌生疮者,治疗应选用
114. 小便短赤、热涩刺痛者,治疗应选用

A. 清骨散
B. 知柏地黄丸
C. 清营汤
D. 黄连解毒汤
E. 五味消毒饮

115. 有清骨蒸潮热作用的方剂是
116. 有清血分之热作用的方剂是

A. 大承气汤
B. 温脾汤
C. 葛根芩连汤
D. 大陷胸汤
E. 小陷胸汤

117. 煎药时先煎大黄,治宜峻猛,中病即止的方剂是
118. 煎药时先煎葛根,后纳诸药,则"解肌之力优而清中之气锐"的方剂是

A. 茯苓
B. 附子
C. 白术
D. 甘草
E. 人参

119. 生脉散与四君子汤的药物组成中均含有
120. 四逆散与四逆汤的药物组成中均含有

A. 炙甘草汤
B. 生脉散
C. 补中益气汤
D. 左归丸
E. 六味地黄丸

121. 配伍中体现"甘温除热"法的代表方剂是
122. 配伍中体现"三补三泻"法的代表方剂是

A. 杏苏散
B. 清燥救肺汤
C. 桑杏汤
D. 麦门冬汤
E. 养阴清肺汤

123. 含有半夏、麦冬、人参的方剂是
124. 含有生地黄、麦冬、玄参的方剂是

A. 胸膜炎
B. 肺炎链球菌性肺炎
C. 空洞性肺结核
D. 支气管扩张症
E. 喉头水肿

125. 可表现为犬吠样咳嗽,伴呼吸困难的疾病是
126. 可表现为发热,伴干性咳嗽的疾病是

A. 腹股沟淋巴结
B. 右锁骨上窝淋巴结
C. 左锁骨上窝淋巴结
D. 颈部淋巴结
E. 腋下淋巴结

127. 胃癌出现淋巴结转移,常见的部位是
128. 肺癌出现淋巴结转移,常见的部位是

A. 左侧气胸
B. 左心室肥大
C. 肺气肿
D. 粘连性心包炎
E. 心包积液

129. 可出现抬举性心尖搏动的是
130. 可出现负性心尖搏动的是

A. 透明管型
B. 蜡样管型

C. 白细胞管型

D. 红细胞管型

E. 脂肪管型

131. 肾盂肾炎患者尿中常出现的管型是

132. 急性肾炎患者尿中常出现的管型是

A. ST 段下移

B. ST 段明显上抬,呈弓背向上的单向曲线

C. T 波低平

D. T 波倒置

E. 异常深而宽的 Q 波

133. 急性心肌梗死心肌损伤的心电图改变是

134. 急性心肌梗死心肌坏死的心电图改变是

A. 小肠扩张,大量积气、积液

B. 两膈下可见新月形透亮气体影

C. 内积气

D. 结肠内可见气体

E. 腹部均匀致密,腰大肌清晰

135. 小肠机械性肠梗阻的 X 线表现是

136. 胃肠道穿孔的 X 线表现是

A. 急性起病,高热,咳铁锈色痰

B. 持续性低热,盗汗

C. 急性起病,高热,大量脓痰

D. 起病缓慢,乏力,咽痛,咳嗽

E. 刺激性干咳,少量黏液痰

137. 原发性支气管肺癌的临床表现是

138. 肺炎链球菌性肺炎的临床表现是

A. 呼吸困难

B. 咳嗽

C. 咯血

D. 下垂性凹陷性水肿

E. 发绀

139. 左心衰竭时最早出现和最重要的症状是

140. 右心衰竭时的典型体征是

A. 抗甲状腺药物治疗

B. 放射性^{131}I 治疗

C. 甲状腺次全切除治疗

D. β 受体阻滞剂治疗

E. 甲状腺素治疗

141. 妊娠期甲亢患者应选用的是

142. 甲状腺Ⅲ度肿大、有吞咽困难者应选用的是

A. 壳核出血

B. 丘脑出血

C. 脑桥出血

D. 小脑出血

E. 脑叶出血

143. 脑出血患者出现交叉性瘫痪、针尖样瞳孔和昏迷,判定出血部位是

144. 脑出血患者表现为眩晕、共济失调而无瘫痪,可能的出血部位是

A. 1500mL

B. 1000mL

C. 400mL

D. 100mL

E. 50mL

145. 上消化道出血患者,仅有黑便,估计其出血量至少为

146. 上消化道出血患者,大量呕血,收缩压<80mmHg,估计其出血量至少为

A. 医患关系是一种民事法律关系

B. 医患关系是道德意义较强的社会关系

C. 医患关系是一种商家与消费者的关系

D. 医患关系是包括非技术性和技术性方面的关系

E. 医患关系是患者与治疗者在诊疗和保健中所建立的联系

147. 反映医患关系本质的是

148. 概括医患关系内容的是

A. 医生的诊疗权
B. 医生的健康教育权
C. 医生的接受继续教育权
D. 医生的特殊干涉权
E. 医生对自己的保护权

149. 医生参加专业培训,学习新知识、新技能,行使的权利是
150. 医生根据患者情况对其所患疾病做出诊断、治疗,行使的权利是

A1型题(1~55题)

答题说明

每一道试题下面有A、B、C、D、E五个备选答案。请从中选择一个最佳答案,并在答题卡上将相应题号的相应字母所属的方框涂黑。

1. 时行感冒与风热感冒的区别,关键在于
   A. 恶寒的轻与重
   B. 发热的轻与重
   C. 有无咽喉肿痛
   D. 有无流行性
   E. 是否脉数

2. 治疗咳嗽风寒袭肺证,应首选的方剂是
   A. 桑菊饮
   B. 三拗汤合止嗽散
   C. 桑杏汤
   D. 荆防达表汤
   E. 沙参麦冬汤

3. 虚喘证的病位在
   A. 肺、脾
   B. 肝、肾
   C. 心、肾
   D. 肺、肾
   E. 肺、心

4. 下列肺痈成痈期的主症中,错误的是
   A. 胸部疼痛
   B. 寒战壮热
   C. 咳嗽气急
   D. 咳吐腥臭脓血
   E. 舌苔黄腻,脉滑数

5. 心血瘀阻所致之心悸,治宜选用
   A. 丹参饮
   B. 桃仁红花煎
   C. 血府逐瘀汤
   D. 桃红四物汤
   E. 通幽汤

6. 胸痹的主要病机是
   A. 气滞血瘀
   B. 寒凝气滞
   C. 痰瘀交阻
   D. 阳气虚衰
   E. 心脉痹阻

7. 不寐多梦,易于惊醒,胆怯心悸,气短倦怠,舌淡脉细,治疗宜选
   A. 归脾汤
   B. 养心汤
   C. 安神定志丸合酸枣仁汤
   D. 黄连温胆汤
   E. 枕中丹

8. 头痛的辨证要点中,首要是辨
   A. 脏腑经络
   B. 寒热缓急
   C. 外感内伤
   D. 虚实缓急
   E. 寒热虚实

9. 治疗眩晕气血亏虚证,首选的方剂是
   A. 天麻钩藤饮
   B. 左归丸
   C. 半夏白术天麻汤
   D. 归脾汤
   E. 通窍活血汤

10. 中风之中经络与中脏腑的区别在于
    A. 有无神志不清
    B. 有无后遗症
    C. 外风与内风
    D. 夹痰与夹瘀
    E. 邪浅与邪深

11. 癫狂的病理因素主要是
    A. 气、痰、火、瘀
    B. 风、火、痰、瘀
    C. 风、气、火、瘀
    D. 风、痰、气、瘀
    E. 风、痰、火、气

12. 下列哪项不是胃阴亏虚型胃痛的主症
    A. 胃脘隐痛
    B. 泛酸嘈杂
    C. 口燥咽干
    D. 大便干燥
    E. 舌红少津,脉细数

13. 痞满的基本病机是
    A. 食滞胃肠,痞塞不通
    B. 中焦气机不利,脾胃升降失职
    C. 外邪内陷,阻塞气机
    D. 湿盛脾虚,气机阻滞
    E. 肝气郁滞,横逆犯脾

14. 治疗外邪犯胃型呕吐的主方是
    A. 荆防败毒散
    B. 新加香薷饮
    C. 藿香正气散
    D. 半夏厚朴汤
    E. 保和丸

15. 呃逆的主要病机是
    A. 肝气犯胃
    B. 寒气犯胃,上逆动膈
    C. 胃失和降,气逆动膈
    D. 阳明腑实,气逆于上
    E. 中气耗伤,胃失和降

16. 下列哪项不是寒湿痢的主症
    A. 痢下白多赤少
    B. 胃脘饱闷
    C. 腰酸怕冷
    D. 头身困重
    E. 里急后重

17. 治疗胁痛瘀血阻络证,首选的方剂是
    A. 一贯煎
    B. 柴胡疏肝散
    C. 复元活血汤
    D. 龙胆泻肝汤
    E. 茵陈蒿汤

18. 积聚的主要病位在
    A. 脾、胃、心
    B. 肝、脾、胃
    C. 肝、脾
    D. 肺、肝
    E. 胃、肠

19. 阴黄的治法是
    A. 健脾和胃,温化寒湿
    B. 清热利湿,和胃醒神
    C. 清热解毒,利湿化浊
    D. 清热解毒,凉血安神
    E. 清热解毒,凉营开窍

20. 治疗瘀血内结型积证,首选的方剂是
    A. 木香顺气散

B. 柴胡疏肝散合失笑散

C. 八珍汤合化积丸

D. 膈下逐瘀汤合六君子汤

E. 六磨汤

21. 眩晕的发生与哪些脏腑关系密切
   A. 肺、脾、肾
   B. 心、肝、肾
   C. 肝、脾、肾
   D. 肺、胃、肾
   E. 心、脾、肾

22. 脾阳虚衰型水肿治疗的主方是
   A. 参苓白术散
   B. 五苓散
   C. 补中益气汤
   D. 实脾饮
   E. 真武汤

23. 治疗热淋,应首选的方剂是
   A. 小蓟饮子
   B. 补中益气汤
   C. 八正散
   D. 石韦散
   E. 程氏萆薢分清饮

24. 下列各项,不符合郁证临床表现的是
   A. 忧郁不畅,情绪不宁,胸胁胀满疼痛
   B. 咽中如有异物梗塞
   C. 大多数有情志内伤病史
   D. 病情反复常与情志因素密切相关
   E. 多发于老年男性

25. 下列各项,不属于血证治疗原则的是
   A. 治火
   B. 治气

C. 治痰

D. 治血

E. 治虚

26. 治疗鼻衄热邪犯肺证,应首选的方剂是
   A. 桑菊饮
   B. 玉女煎
   C. 清营汤
   D. 龙胆泻肝汤
   E. 泻心汤

27. 治疗内伤发热阴虚内热证,应首选的方剂是
   A. 六味地黄丸
   B. 二至丸
   C. 清骨散
   D. 青蒿鳖甲散
   E. 大补阴丸

28. 按痰饮停积的部位分类,饮流胁下的是
   A. 痰饮
   B. 支饮
   C. 溢饮
   D. 悬饮
   E. 伏饮

29. 治疗虚劳脾胃阴虚证,应首选
   A. 玉女煎
   B. 益胃汤
   C. 沙参麦冬汤
   D. 麦门冬汤
   E. 一贯煎

30. 厥证的基本病机为
   A. 气虚下陷,清阳不升
   B. 阴阳失调,气机逆乱

C. 痰随气升,上蒙清窍
D. 失血过多,气随血脱
E. 气机逆乱,升降乖戾

C. 十二经别
D. 十二经筋
E. 奇经八脉

31. 下列各项,不符合颤证临床特征的是
    A. 头部及肢体颤抖,不能自制
    B. 四肢痿软
    C. 动作笨拙,活动减少
    D. 隐袭起病,逐渐加重
    E. 多发生于中老年人

32. 治疗肝肾亏虚型痹证,应首选的方剂是
    A. 双合汤
    B. 独活寄生汤
    C. 左归丸
    D. 乌头汤
    E. 白虎加桂枝汤

33. 下列哪项不是瘀血腰痛的特点
    A. 腰痛如刺
    B. 痛处喜按
    C. 痛有定处
    D. 昼轻夜重
    E. 俯仰不便

34. 足三阴经从开始部位至内踝上 8 寸的分布是
    A. 太阴在前,厥阴在中,少阴在后
    B. 厥阴在前,少阴在中,太阴在后
    C. 少阴在前,太阴在中,厥阴在后
    D. 厥阴在前,太阴在中,少阴在后
    E. 太阴在前,少阴在中,厥阴在后

35. 加强表里两经在体表联系的是
    A. 十五别络
    B. 十二经脉

36. 下列腧穴除哪项外,均为五输穴中的"经穴"
    A. 解溪
    B. 商丘
    C. 阴郄
    D. 阳谷
    E. 昆仑

37. 在腹部,距前正中线 2 寸循行的经脉是
    A. 足少阴肾经
    B. 足阳明胃经
    C. 手太阴肺经
    D. 足太阴脾经
    E. 手厥阴心包经

38. 治疗实证咽喉肿痛,用点刺出血的方法应首选
    A. 列缺
    B. 鱼际
    C. 太渊
    D. 孔最
    E. 少商

39. 屈肘时,肘横纹尺侧端与肱骨内上髁之间的腧穴是
    A. 少海
    B. 曲泽
    C. 曲池
    D. 小海
    E. 尺泽

40. 下列腧穴可治疗乳少的是

A. 养老
B. 少泽
C. 天井
D. 少海
E. 少冲

41. 风池穴归属于
A. 足厥阴肝经
B. 足太阳膀胱经
C. 手少阳三焦经
D. 足少阳胆经
E. 手太阳小肠经

42. 主治热病、疟疾、项背强急的腧穴是
A. 大椎
B. 合谷
C. 曲池
D. 命门
E. 水沟

43. 位于前正中线上,脐下3寸,且为小肠募穴的是
A. 关元
B. 中极
C. 下脘
D. 中脘
E. 梁门

44. 针刺皮肤松弛部位的腧穴,最适宜选用的进针方法是
A. 指切进针法
B. 夹持进针法
C. 舒张进针法
D. 提捏进针法
E. 单手进针法

45. 提插补泻法中,补法的操作手法是
A. 轻插重提,幅度小,频率快
B. 轻插重提,幅度小,频率慢
C. 重插轻提,幅度大,频率快
D. 重插轻提,幅度小,频率快
E. 重插轻提,幅度小,频率慢

46. 治疗因感受寒邪而致的呕吐、腹痛、腹泻,常选用
A. 隔姜灸
B. 隔蒜灸
C. 隔盐灸
D. 隔附子饼灸
E. 瘢痕灸

47. 下列哪种疾病首选刺血拔罐法
A. 咽喉肿痛
B. 泄泻
C. 咳嗽
D. 丹毒
E. 牙痛

48. 隐白穴归属于
A. 足少阴肾经
B. 足太阴脾经
C. 足少阳胆经
D. 足厥阴肝经
E. 足太阳膀胱经

49. 四缝穴的位置在
A. 手1~5指间,指蹼缘后方赤白肉际处
B. 手1~4指掌侧,指骨关节横纹中点处
C. 手2~5指掌侧,近端指骨关节横纹中点处
D. 手1~4指掌侧,近端指骨关节横纹中点处

E. 手 2~5 指掌侧,掌指关节横纹中点处

E. 足少阳、足少阴经穴

50. 位于耳甲艇的后下部,即耳甲 12 区的耳穴是
   A. 盆腔
   B. 内生殖器
   C. 神门
   D. 胰胆
   E. 肝

53. 治疗热结型便秘,除取主穴外,还应加
   A. 脾俞、胃俞
   B. 气海、神阙
   C. 关元、命门
   D. 合谷、曲池
   E. 中脘、行间

51. 下列不属于近部取穴的是
   A. 膝痛取膝眼
   B. 鼻病取迎香
   C. 耳病取听宫
   D. 眼病取睛明
   E. 胃痛取足三里

54. 针灸治疗实证痛经应主取的经穴是
   A. 任脉、足少阴经
   B. 任脉、足厥阴经
   C. 任脉、足太阴经
   D. 冲脉、足厥阴经
   E. 督脉、足厥阴经

52. 治疗消渴,除相应脏腑的背俞穴外,还应主取的是
   A. 足阳明、足少阴经穴
   B. 足太阴、足少阴经穴
   C. 手太阴、足太阳经穴
   D. 手阳明、足太阴经穴

55. 针灸治疗近视的主穴,除睛明、承泣外还包括
   A. 风池、悬钟、太冲
   B. 风池、光明、合谷
   C. 风府、太冲、合谷
   D. 风府、太溪、光明
   E. 太阳、太溪、合谷

A2 型题(56~91 题)

答题说明

每一道试题是以一个小案例出现的,其下面都有 A、B、C、D、E 五个备选答案。请从中选择一个最佳答案,并在答题卡上将相应题号的相应字母所属的方框涂黑。

56. 患者,女,45 岁。夏季发病,身热,微恶风,汗出,肢体酸重疼痛,头昏胀痛,咳嗽痰黏,鼻流浊涕,胸闷泛恶,心烦口渴,不欲多饮,舌苔薄黄而腻,脉濡数。治宜选用
   A. 藿香正气散
   B. 银翘散
   C. 川芎茶调散
   D. 玉枢丹
   E. 新加香薷饮

57. 患者,女,32 岁。气粗息涌,喉中痰鸣如吼,胸高胁胀,咳呛阵作,咳痰色黄或白,黏浊稠厚,咳吐不利,烦闷不安,汗出,面赤,口苦,口渴喜饮,不恶寒,舌红苔黄腻,脉滑数。治宜选用

A. 小青龙加石膏汤
B. 桑白皮汤
C. 清金化痰汤
D. 麻杏甘石汤
E. 定喘汤

58. 患者,男,40岁。因受寒而哮喘发作,呼吸急促,喉中哮鸣,如水鸡声,咳嗽,胸膈满闷,痰少咳吐不爽,形寒怕冷,渴喜热饮,舌苔白滑,脉象浮紧。治宜选用
A. 射干麻黄汤
B. 三子养亲汤
C. 苏子降气汤
D. 小青龙汤
E. 桂枝汤

59. 患者,男,45岁。平素体胖,近1个月来心悸而烦,善惊梦多,食少纳呆,舌苔薄白,脉细数。治宜选用
A. 安神定志丸
B. 导痰汤
C. 黄连温胆汤
D. 香砂六君子丸
E. 知柏地黄丸

60. 患者,女,50岁。失眠多梦,易醒,心悸健忘,头晕目眩,肢倦神疲,饮食无味,面色少华,舌质淡,苔薄,脉细弱。治宜选用
A. 朱砂安神丸
B. 天王补心丹
C. 归脾汤
D. 酸枣仁汤
E. 安神定志丸

61. 患者,男,72岁。5年来时感眼前发黑,周围景物旋转,甚至无法站立,精神萎靡,腰酸膝软,两目干涩,耳鸣如蝉,舌红少苔,脉细数。其辨病辨证是
A. 中风中经络之阴虚风动证
B. 眩晕气血亏虚证
C. 中风肝肾亏虚证
D. 眩晕肾精不足证
E. 厥证之血厥

62. 患者,男,28岁。平素急躁易怒,口苦咽干。今日突然仆倒,不省人事,吼叫,四肢抽搐,口吐白沫,舌红,苔黄腻,脉数。其治法是
A. 活血化瘀,息风通络
B. 涤痰息风,开窍定痫
C. 平肝潜阳,清火息风
D. 化痰祛湿,健脾和胃
E. 清热泻火,化痰开窍

63. 患者,女,35岁。平素精神比较抑郁,对事物没有兴趣。近日沉默痴呆,时时太息,喃喃自语,不思饮食,舌红苔白腻,脉弦滑。治疗应首选的方剂是
A. 生铁落饮
B. 逍遥散合顺气导痰汤
C. 朱砂安神丸
D. 癫狂梦醒汤
E. 白金丸

64. 患者,男,45岁。既往有胃病病史5年。现胃脘疼痛剧烈,如刀割样,痛有定处而拒按,面色晦暗无华,唇暗,舌暗,有瘀斑,脉涩。其治法是
A. 消食导滞,理气和胃
B. 温中健脾,消导和胃
C. 理气活血,化瘀止痛
D. 泄热和中,健运脾胃

E. 温中化湿,健运脾胃

D. 补益气血,活血化瘀

E. 通滞去积,活血化瘀

65. 患者,女,42岁。既往有腹痛病史3年。现腹痛较剧,痛处不移,伴月经不调,舌紫暗,脉弦。其辨证是
   A. 肝气郁滞证
   B. 瘀血内停证
   C. 瘀热互结证
   D. 寒凝血瘀证
   E. 血瘀夹虚证

69. 患者,男,67岁。腹大胀满,按之如囊裹水,下肢浮肿,脘腹痞胀,得热稍舒,怯寒神倦,尿少便溏,舌苔白腻,脉缓。治疗应首选的方剂是
   A. 实脾饮
   B. 温脾汤
   C. 胃苓汤
   D. 真武汤
   E. 附子理中丸

66. 患者,男,58岁。下痢月余不愈,现下痢稀薄,夹有白冻,甚则滑脱不禁,腹部隐痛,口淡不渴,食少神疲,腰酸肢冷,舌淡,苔薄白,脉沉细弱。治疗应首选的方剂是
   A. 胃苓汤
   B. 理中汤
   C. 芍药汤
   D. 连理汤
   E. 真人养脏汤

70. 患者,男,76岁。眩晕耳鸣,头痛且胀,面色潮红,急躁易怒,少寐多梦,目赤口苦,便干溲赤,舌苔黄燥,脉象弦数。治疗应首选的方剂是
   A. 天麻钩藤饮
   B. 镇肝息风汤
   C. 龙胆泻肝汤
   D. 丹栀逍遥散
   E. 当归龙荟丸

67. 患者,男,72岁。大便艰涩,排出困难,四肢不温,腹中冷痛,腰膝酸冷,舌淡苔白,脉沉迟。治疗应首选的方剂是
   A. 润肠丸
   B. 五仁丸
   C. 黄芪汤
   D. 济川煎
   E. 更衣丸

71. 患者,男,26岁。初起恶寒发热,咽痛,眼睑浮肿,小便不利,经治后表虽解,但肿势未退。现症:身重困倦,胸闷,纳呆,泛恶,苔白腻,脉沉缓。其辨证是
   A. 水湿浸渍证
   B. 湿毒浸淫证
   C. 湿热壅盛证
   D. 风水相搏证
   E. 脾阳虚衰证

68. 患者,女,34岁。积块坚硬,疼痛渐重,面色萎黄,肌肉瘦削,饮食锐减,舌淡紫,无苔,脉弦细。其治法是
   A. 理气活血,通络消积
   B. 理气活血,祛瘀软坚
   C. 理气活血,软坚散结

72. 患者,女,25岁。小便热涩刺痛,尿色鲜红,夹有血色,甚则尿痛尿急,舌苔黄,脉滑数。治疗应首选的方剂是

A. 八正散
B. 导赤散
C. 小蓟饮子
D. 石韦散
E. 知柏地黄丸

73. 患者,女,51岁。咳唾引痛,呼吸困难,只能右侧偏卧,右侧肋间饱满,苔薄白腻,脉弦滑。治疗应首选的方剂是
A. 大柴胡汤
B. 柴枳半夏汤加减
C. 椒目瓜蒌汤合十枣汤
D. 香砂六君子汤
E. 枳术丸

74. 患者,女,36岁。潮热盗汗,虚烦少寐,五心烦热,口渴,月经不调,舌红少苔,脉细数。其治法是
A. 养心安神敛汗
B. 清里泄热
C. 滋阴降火
D. 滋补肝肾
E. 调和营卫

75. 患者,女,55岁。2个月来关节肿大窜痛,屈伸不利,恶风怕冷,虽已治疗,症无改善,又增关节局部灼热,口干便燥,舌苔薄黄,脉滑稍数。治疗应首选的方剂是
A. 白虎加桂枝汤
B. 薏苡仁汤
C. 防风汤
D. 桂枝芍药知母汤
E. 犀角散

76. 患者,男,38岁。因右颌面痛2年被诊断为"三叉神经痛",疼痛部位以颧部、鼻翼旁为主。针刺取穴可在主穴基础上,加取
A. 阳白、鱼腰
B. 迎香、颧髎
C. 颊车、承浆
D. 颧髎、颊车
E. 阳白、颊车

77. 患者,女,43岁。眩晕2个月,加重1周,昏眩欲仆,神疲乏力,面色白,时有心悸,夜寐欠安,舌淡,脉细。治疗应首选
A. 风池、肝俞、肾俞、行间、侠溪
B. 丰隆、中脘、内关、解溪、头维
C. 百会、上星、风池、丰隆、合谷
D. 脾俞、足三里、气海、百会
E. 百会、太阳、印堂、合谷

78. 患者,男,30岁。口角㖞向右侧,左眼不能闭合2天,左侧额纹消失。针刺治疗应选取的经脉是
A. 手、足少阳经
B. 手、足太阴经
C. 手、足太阳经
D. 手、足厥阴经
E. 手、足阳明经

79. 患者,女,58岁。患者心烦不寐,时寐时醒1年余,常伴手足心热,颧红潮热,舌红苔少,脉细数。针刺治疗应选取的经脉是
A. 足太阴经
B. 手、足少阴经
C. 督脉
D. 手厥阴经
E. 足厥阴经

80. 患者,男,32岁。恶寒发热2天,伴咽喉肿痛,口渴,舌苔薄黄。治疗除取主穴外,还

应选取
A. 风门、肺俞
B. 外关、身柱
C. 曲池、中府
D. 阴陵泉、委中、中冲
E. 曲池、尺泽、鱼际

81. 患者,女,33岁。精神抑郁,易怒易哭半年,兼胸胁胀痛,舌苔薄白,脉弦。针刺治疗的配穴是
A. 通里、心俞、三阴交
B. 肝俞、肾俞、太溪、三阴交
C. 天突、照海
D. 膻中、期门
E. 行间、侠溪

82. 患者,男,20岁。因发热汗出,微恶风寒,头胀痛,咳嗽痰稠,口渴鼻燥,脉浮数,苔薄黄,舌尖红。针灸治疗应选取的经脉是
A. 手太阴、手阳明、足太阳经
B. 手太阴、手阳明、足少阳经
C. 手太阴、手阳明、手少阳经
D. 手太阴、手少阳、足太阳经
E. 手太阳、手阳明、足太阳经

83. 患者,男,18岁。因过食生冷发生腹泻,半日已达3次。便常规:白细胞0～3/HP。便质清稀,肠鸣腹痛,舌淡苔白滑。针灸取穴为
A. 天枢、阴陵泉、上巨虚、内庭
B. 天枢、阴陵泉、上巨虚、水分、神阙
C. 天枢、脾俞、足三里、三阴交、公孙
D. 天枢、脾俞、足三里、太冲
E. 天枢、脾俞、足三里、关元

84. 患者,男,45岁。大便秘结不通,排便艰难,伴腹胀痛,身热,口干口臭,喜冷饮,舌红,苔黄,脉滑数。治疗除取主穴外,还应选取
A. 足三里、三阴交
B. 中脘、太冲
C. 神阙、关元
D. 合谷、内庭
E. 气海、脾俞

85. 患者,女,50岁。多饮、多食、多尿3年,形体消瘦。若针刺治疗,主穴除胃脘下俞外,还有
A. 合谷、天枢、上巨虚、三阴交
B. 天枢、上巨虚、阴陵泉、水分
C. 中脘、足三里、内关
D. 天枢、中脘、足三里、三阴交
E. 肺俞、脾俞、肾俞、太溪、三阴交

86. 患者,女,35岁。月经先期,量多,色淡质稀,神疲肢倦,心悸气短,舌淡,脉细弱。针刺配穴为
A. 太冲、行间
B. 足三里、脾俞
C. 太溪
D. 隐白
E. 肾俞、次髎

87. 患者,女,36岁。经血淋漓不净30天,血色淡,质稀薄,伴面色萎黄,神疲肢倦,舌淡,苔白,脉沉细无力。除气海、三阴交、足三里、肾俞外,还应加取
A. 肾俞、太溪
B. 然谷、太溪
C. 百会、脾俞
D. 隐白、血海
E. 隐白、地机

88. 患儿,男,5岁。睡中遗尿,精神疲乏,肢冷畏寒,舌淡,脉沉细。治疗除取膀胱的背俞穴、募穴外,还应主选
    A. 足太阳、足少阴经穴
    B. 足太阳、手太阴经穴
    C. 足太阳、手少阳经穴
    D. 任脉、足太阴经穴
    E. 任脉、足太阳经穴

89. 患者,男,55岁。3天前自觉右胁背部疼痛,后逐渐出现疱疹,带状分布,疼痛较剧,口苦,脉弦,舌红苔黄。治疗应取
    A. 手、足阳明经
    B. 阿是穴及相应夹脊穴
    C. 手、足太阳经
    D. 手、足太阴经
    E. 手、足厥阴经

90. 患者,男,38岁。因夜吹风扇,晨起出现右颈项痛,转动受限,并向同侧肩部放射。针灸治疗除主穴外,还宜选取
    A. 血海、膈俞、肩髃
    B. 合谷、曲池、大椎
    C. 风池、合谷、肩髃
    D. 风池、内关、肩井
    E. 大椎、束骨、天宗

91. 患者,男。65岁。暴病耳聋1周,鸣声隆隆,伴畏寒,发热,脉浮。宜在听会、翳风、中渚、侠溪基础上,加取
    A. 外关、合谷
    B. 行间、丘墟
    C. 丰隆、阴陵泉
    D. 气海、足三里
    E. 肾俞、肝俞

A3型题(92~124题)

答题说明

以下提供若干个案例,每个案例下设3道考题。请根据题干所提供的信息,在每一道考题下面的A、B、C、D、E五个备选答案中选择一个最佳答案,并在答题卡上将相应题号的相应字母所属的方框涂黑。

(92~94题共用题干)

患者,男,65岁。咳嗽20余年,近半年来以干咳为主,伴口干咽燥,声音嘶哑,潮热,盗汗,面色潮红,舌红少津,脉细数。曾做全面检查排除肺结核、肺肿瘤。

92. 其诊断是
    A. 肺痨之气阴耗伤证
    B. 肺痨之阴虚火旺证
    C. 肺痨之肺阴亏损证
    D. 肺痨之阴阳两虚证
    E. 咳嗽之肺阴亏耗证

93. 其治法是
    A. 补益肺气
    B. 滋阴润肺
    C. 补肾益气养阴
    D. 健脾益气养阴
    E. 益气养阴和胃

94. 治疗应首选的方剂是
    A. 麦门冬汤
    B. 沙参麦冬汤
    C. 百合固金汤
    D. 月华丸
    E. 清燥救肺汤

(95~97题共用题干)

患者,女,62岁。因"反复胸痛20余年,加重5

天"来院诊治。症见：心痛憋闷，间断发作，劳累或情绪激动后发作，每次持续3~5分钟，伴心悸盗汗，虚烦不寐，腰膝酸软，头晕耳鸣，口干便秘，舌红少津，苔薄，脉促代。

95. 其辨证是
   A. 心血不足证
   B. 瘀阻心脉证
   C. 气阴两虚证
   D. 心肾阴虚证
   E. 心肾阳虚证

96. 其治法是
   A. 温补心阳，安神定悸
   B. 振奋心阳，化气利水
   C. 益气养阴，活血通脉
   D. 温补阳气，振奋心阳
   E. 滋阴清火，养心和络

97. 治疗应首选的方剂是
   A. 生脉散合人参养荣汤加减
   B. 参附汤合右归饮加减
   C. 天王补心丹合炙甘草汤加减
   D. 桂枝甘草龙骨牡蛎汤合桃仁红花煎加减
   E. 天王补心丹合朱砂安神丸加减

(98~100题共用题干)
患者，女，45岁。车祸头部受伤后出现头痛1年，经久不愈，痛处固定不移，痛如锥刺，舌紫暗，苔薄白，脉细涩。

98. 其辨证是
   A. 血热头痛
   B. 血瘀头痛
   C. 血虚头痛
   D. 血寒头痛
   E. 气滞头痛

99. 其治法是
   A. 活血化瘀，通窍止痛
   B. 养血滋阴，活络止痛
   C. 清热凉血，通络止痛
   D. 温经通脉，和血止痛
   E. 疏肝理气，和血止痛

100. 治疗应首选的方剂是
   A. 加味四物汤
   B. 桃仁红花煎
   C. 血府逐瘀汤
   D. 补阳还五汤
   E. 通窍活血汤

(101~103题共用题干)
患者，男，25岁。脐腹痛伴剧烈呕吐2天。病初腹痛呈阵发性加剧，曾吐出咖啡色物，已2天未进食，腹胀拒按，大便秘结，口燥咽干，冷汗自出。2年前曾做过阑尾炎手术。查体：脐旁可触及条索状肿物，舌质红，苔黄燥，脉滑数。

101. 其辨证是
   A. 气滞腹痛证
   B. 寒积腹痛证
   C. 湿热壅滞证
   D. 中阳不足证
   E. 瘀血阻滞证

102. 其治法是
   A. 理气止痛
   B. 温中散寒，健脾和胃
   C. 泄热通腑，行气导滞
   D. 温补脾胃，缓急止痛
   E. 活血化瘀

103. 治疗应首选的方剂是
   A. 木香顺气散加减
   B. 良附丸加减
   C. 大承气汤加减
   D. 黄芪建中汤加减
   E. 少腹逐瘀汤加减

(104～106题共用题干)

患者,男,69岁。全身水肿,按之没指,起病缓慢,病程较长,小便短少,身体困重,胸闷,纳呆,泛恶,舌苔白腻,脉沉缓。

104. 其辨证是
   A. 湿毒浸淫证
   B. 风水相搏证
   C. 水湿浸渍证
   D. 湿热壅盛证
   E. 热毒炽盛证

105. 其治法是
   A. 利湿清火,消肿行水
   B. 分利湿热,攻水逐饮
   C. 温运脾阳,以利水湿
   D. 宣肺解毒,利湿消肿
   E. 运脾化湿,通阳利水

106. 治疗应首选的方剂是
   A. 麻黄连翘赤小豆汤合五味消毒饮
   B. 越婢加术汤
   C. 实脾饮
   D. 疏凿饮子
   E. 五皮饮合胃苓汤

(107～109题共用题干)

患者,男,50岁。1个月前因劳累过度出现形体倦怠,头晕泛恶,纳食不佳,厌食油腻,1周后两目黄染,随即皮肤亦黄,黄色尚鲜明,伴胁痛,脘胀,头重如裹,小便短黄,大便稀溏,舌苔黄腻,脉濡数。

107. 其诊断是
   A. 热重于湿型黄疸
   B. 湿重于热型黄疸
   C. 寒湿阻遏型黄疸
   D. 疫毒炽盛型黄疸
   E. 脾虚湿滞型黄疸

108. 其治法是
   A. 健脾养血,利湿退黄
   B. 温中化湿,健脾和胃
   C. 清热解毒,凉血开窍
   D. 利湿化浊运脾,佐以清热
   E. 清热通腑,利湿退黄

109. 治疗应首选的方剂是
   A. 茵陈五苓散
   B. 黄芪建中汤
   C. 茵陈术附汤
   D. 茵陈蒿汤
   E.《千金》犀角散

(110～112题共用题干)

患者,男,36岁,建筑工人。双膝关节反复疼痛6年。今年3月天气突然转冷,关节疼痛加剧,痛处固定,局部较冷,热敷后疼痛稍减,关节屈伸不利,舌质淡红而润,苔白而薄腻,脉弦紧。

110. 其诊断是
   A. 行痹
   B. 痛痹
   C. 着痹
   D. 热痹
   E. 尪痹

111. 其治法是
   A. 散寒通络,祛风除湿
   B. 祛风通络,散寒除湿
   C. 清热通络,祛风除湿
   D. 除湿通络,祛风散寒
   E. 化痰行瘀,蠲痹通络

112. 治疗应首选的方剂是
   A. 薏苡仁汤
   B. 防风汤
   C. 乌头汤
   D. 白虎桂枝汤
   E. 独活寄生汤

(113～115 共用题干)

患者,男,76岁。素有高血压病史,今日凌晨5时起床小便,突然左侧肢体麻木,活动不利,并伴有头晕目眩,苔白腻,脉弦滑。

113. 其诊断是
　　A. 中风
　　B. 眩晕
　　C. 痫病
　　D. 癫证
　　E. 痉证

114. 针灸治疗应选取的主穴是
　　A. 百会、风池、太冲、内关
　　B. 百会、风池、肝俞、肾俞、足三里
　　C. 水沟、百会、后溪、内关、涌泉
　　D. 水沟、内关、三阴交、极泉、尺泽、委中
　　E. 水沟、十二井、太冲、丰隆、劳宫

115. 治疗除主穴外,还应选取的腧穴是
　　A. 颊车、合谷
　　B. 气海、关元
　　C. 丰隆、合谷
　　D. 足三里、照海
　　E. 太溪、照海

(116～118 共用题干)

患者,男,32岁。2年前因从高处跌落致腰痛,至今未愈,腰部僵硬,刺痛明显,舌质淡暗,边有瘀点。

116. 其辨证是
　　A. 寒湿腰痛
　　B. 瘀血腰痛
　　C. 湿热腰痛
　　D. 肾阴虚腰痛
　　E. 肾阳虚腰痛

117. 治疗除取阿是穴外,还应选取的是
　　A. 督脉穴
　　B. 任脉穴
　　C. 足太阳经穴
　　D. 足少阴经穴
　　E. 足太阴经穴

118. 针灸治疗除主穴外,应加取的腧穴是
　　A. 膈俞、次髎
　　B. 肾俞、足三里
　　C. 命门、腰阳关
　　D. 悬钟、太冲
　　E. 肾俞、太溪

(119～121 共用题干)

患者,女,20岁。恶寒重,发热轻,无汗,鼻塞流涕,喷嚏不断,咳嗽痰白,舌淡红,苔薄白,脉浮紧。

119. 治疗应以何经穴为主
　　A. 手太阴、手阳明经穴
　　B. 手太阴、任脉经穴
　　C. 手阳明、手太阴、督脉经穴
　　D. 手阳明、足厥阴、足少阳经穴
　　E. 足阳明、足太阳经穴

120. 治疗应首选
　　A. 膻中、太渊、太溪、肾俞、大椎
　　B. 列缺、合谷、风池、大椎、太阳
　　C. 肺俞、风门、丰隆、太渊、三阴交
　　D. 天突、定喘、尺泽、膻中、列缺
　　E. 膏肓、肾俞、太溪、丰隆、合谷

121. 治疗除主穴外,还应选取的配穴是
　　A. 脾俞、足三里
　　B. 委中、曲泽
　　C. 阴陵泉、外关
　　D. 曲池、尺泽
　　E. 风门、肺俞

(122～124 共用题干)

患者,男,26岁。食海鲜后皮肤出现大小不等、形状不一的风团,高起皮肤,边界清楚,色

红,瘙痒,伴恶心,肠鸣泄泻,舌红,苔黄腻,脉滑数。

122. 其辨证是
    A. 肝胆火盛证
    B. 肝郁气滞证
    C. 脾胃湿热证
    D. 胃肠积热证
    E. 风热犯表证

123. 针灸治疗应选取的主穴是
    A. 曲泽、曲池、大椎、风门、血海
    B. 外关、风池、合谷、膈俞、三阴交
    C. 阿是穴、曲池、合谷、血海、膈俞
    D. 曲池、合谷、血海、膈俞、三阴交
    E. 阿是穴、相应夹脊穴

124. 除主穴外,应加取的腧穴是
    A. 阴陵泉、内庭
    B. 足三里、天枢
    C. 内关、肺俞
    D. 足三里、脾俞
    E. 风门、风池

B1 型题(125~150 题)

答题说明

以下提供若干组考题,每组考题共用在考题前列出的 A、B、C、D、E 五个备选答案。请从中选择一个最佳答案,并在答题卡上将相应题号的相应字母所属的方框涂黑。某个备选答案可能被选择一次、多次或不被选择。

A. 荆防败毒散
B. 加减葳蕤汤
C. 藿香正气散
D. 桑杏汤
E. 银翘散

125. 治疗风热袭表型感冒应首选的方剂是
126. 治疗风寒束表型感冒应首选的方剂是

A. 疏风清肺,润燥止咳
B. 宣肺清热,平肝化痰
C. 清热化痰,滋阴润肺
D. 肃肺化痰,化瘀通络
E. 疏风清热,宣肺止咳

127. 咳嗽风热犯肺证的治法是
128. 咳嗽风燥伤肺证的治法是

A. 心悸不安,善惊易恐
B. 心悸眩晕,胸脘痞满
C. 心悸而烦,善惊痰多
D. 心悸眩晕,少寐健忘
E. 心悸喘咳,水肿尿少

129. 水饮凌心之心悸的临床特点是
130. 心虚胆怯之心悸的临床特点是

A. 清热泻火,化痰开窍
B. 清心泻火,涤痰醒神
C. 平肝息风,安神定痫
D. 疏肝和胃,健脾化痰
E. 清热泻火,顺气豁痰

131. 痰火扰神之狂证的治法是
132. 痰火扰神之痫病的治法是

A. 枳实导滞丸
B. 保和丸
C. 越鞠丸合枳术丸
D. 二陈平胃散
E. 香砂六君子汤

133. 治疗痞满饮食内停证,应首选
134. 治疗痞满肝胃不和证,应首选

A. 不换金正气散
B. 芍药汤
C. 驻车丸
D. 桃花汤
E. 连理汤

135. 治疗痢疾之休息痢,应首选
136. 治疗痢疾之湿热痢,应首选

A. 桑杏汤
B. 柴枳半夏汤
C. 桑菊饮
D. 黄土汤
E. 归脾汤

137. 患者鼻燥衄血,口干咽燥,身热,咳嗽痰少,舌质红,苔薄,脉数。治疗应首选
138. 患者喉痒咳嗽,痰中带血,口干鼻燥,身热,舌质红、少津,苔薄黄,脉数。治疗应首选

A. 温化
B. 化湿邪,利小便
C. 补虚泻实
D. 清热润燥,养阴生津
E. 治火,治气,治血

139. 消渴的治疗大法是
140. 黄疸的治疗大法是

A. 血海
B. 少海
C. 小海
D. 照海
E. 气海

141. 属足少阴肾经的腧穴是
142. 属足太阴脾经的腧穴是

A. 脐旁0.5寸
B. 脐旁1寸
C. 脐旁1.5寸
D. 脐旁2寸
E. 脐旁4寸

143. 大横的定位是
144. 天枢的定位是

A. 针下得气后,捻转角度小,用力轻,频率慢
B. 针下得气后,捻转角度大,用力重,频率快
C. 进针时针尖迎着经脉循行来的方向刺入
D. 进针时针尖随着经脉循行去的方向刺入
E. 出针时摇大针孔而不按压

145. 属捻转补法操作手法的是
146. 属迎随泻法操作手法的是

A. 合谷、曲池
B. 太冲、中脘
C. 照海、太溪
D. 足三里、气海
E. 神阙、关元

147. 治疗便秘之气秘,应加用
148. 治疗便秘之虚秘,应加用

A. 申脉、丘墟、解溪
B. 膝眼、梁丘、膝阳关
C. 曲池、小海、天井
D. 阳溪、阳池、阳谷
E. 环跳、秩边、居髎

149. 治疗肘部扭伤,除阿是穴外,宜选用
150. 治疗髋部扭伤,除阿是穴外,宜选用

A1 型题(1~66 题)

答题说明

每一道试题下面有 A、B、C、D、E 五个备选答案。请从中选择一个最佳答案,并在答题卡上将相应题号的相应字母所属的方框涂黑。

1. 湿邪所致外科疾病多发于人体的部位是
   A. 上部
   B. 中部
   C. 胸部
   D. 背部
   E. 下部

2. 中医外科内治法中,温阳托毒法的代表方是
   A. 透脓散
   B. 托里消毒散
   C. 神功内托散
   D. 右归丸
   E. 桂附八味丸

3. 乳房部脓肿切开引流的正确切口选择是
   A. 乳晕旁弧形切口
   B. 乳晕处放射状切口
   C. 乳房下缘弧形切口
   D. 以乳头为中心的弧形切口
   E. 以乳头为中心的放射状切口

4. 丹毒的治疗原则是
   A. 疏风清热,凉血活血
   B. 疏肝理气,泻火解毒
   C. 清利湿热,消肿止痛
   D. 凉血清热,解毒化瘀
   E. 化痰消肿,清热解毒

5. 下列哪项不属于疖的特点
   A. 色红、灼热、疼痛
   B. 突起根浅
   C. 肿势局限
   D. 范围多在 2cm 以下
   E. 易脓、易溃、易敛

6. 锁喉痈痰热蕴结证,治宜选用
   A. 仙方活命饮
   B. 普济消毒饮
   C. 银翘解毒丸
   D. 五味消毒饮
   E. 黄连解毒汤

7. 流注的好发部位是
   A. 头面部
   B. 骨关节
   C. 四肢躯干的肌肉深部
   D. 项后部
   E. 手足部

8. 乳腺癌的首要症状是
   A. 乳房皮肤有溃烂
   B. 乳痛,尤在经前加重
   C. 乳房浅表静脉曲张
   D. 乳头内陷
   E. 乳房内可扪及硬而孤立的肿块

9. 乳痈发病多在产后的
   A. 1~2 周
   B. 3~4 周
   C. 5~6 周
   D. 7~8 周
   E. 1 年

10. 以下哪项不是肉瘿的特点
    A. 如肉之团
    B. 发展缓慢
    C. 柔韧而圆
    D. 漫肿质软
    E. 结喉一侧或两侧结块

11. 气瘿的内治法是
    A. 理气解郁,化痰软坚
    B. 化痰软坚,开郁行瘀
    C. 疏肝理气,解郁消肿
    D. 疏风清热,化痰散结
    E. 疏肝健脾,化痰散结

12. 治疗失荣早期气郁痰结证,应首选
    A. 和营散坚丸
    B. 柴胡清肝汤
    C. 桃红四物汤
    D. 化痰开郁方
    E. 二陈汤

13. 关于圆癣的描述,不正确的是
    A. 好发于长夏高温、潮湿季节
    B. 好发于面部、躯干及四肢近端
    C. 皮损为环形,边界清楚,中心消退
    D. 边缘处可见水疱、鳞屑、结痂
    E. 愈后常留有瘢痕

14. 下列哪项不是疥疮的临床特点
    A. 好发于皮肤皱褶部位
    B. 皮损初起为针头大小的丘疹或水疱
    C. 幼儿可见于面部及头部
    D. 全身遍布抓痕、结痂、黑色斑点和脓疱
    E. 轻度瘙痒

15. 内痔的主要症状是
    A. 便血,疼痛
    B. 便血,有分泌物
    C. 便血,肛门脱出
    D. 便血,肛门瘙痒
    E. 便血,有异物感

16. 治疗子痈气滞痰凝证的代表方剂是
    A. 小金丸
    B. 橘核丸
    C. 二陈汤
    D. 抵当丸
    E. 橘核汤

17. 子门是指
    A. 处女膜
    B. 阴道口
    C. 宫颈口
    D. 阴道壁
    E. 子宫

18. 胞宫的生理功能是
    A. 定时藏泻
    B. 主月经和生理带下
    C. 主月经、分娩胎儿、排出恶露
    D. 似脏似腑,藏泻有时
    E. 主月经和胎孕

19. 下例关于正常月经的说法,错误的是
    A. 月经初潮约14岁
    B. 月经周期约28天
    C. 经期为3~7天
    D. 经血总量为50~80mL
    E. 经血无臭味,夹少量血块

20. 下列各项,属月经先期脾气虚证临床表现的是
    A. 经量或多或少
    B. 色淡红,质清稀
    C. 面色晦暗
    D. 腰膝酸软
    E. 头晕耳鸣

21. 治疗月经先后无定期肾虚证,应首选的方剂是
    A. 固阴煎
    B. 当归地黄饮
    C. 大补元煎
    D. 金匮肾气丸
    E. 归肾丸

22. 崩漏的主要病机是
    A. 热伤冲任,迫血妄行
    B. 瘀血内阻,新血不守
    C. 脾虚气弱,统摄无权
    D. 冲任损伤,不能制约经血
    E. 肾气亏虚,封藏失职

23. 治疗痛经寒凝血瘀证,应首选的方剂是
    A. 《金匮》温经汤
    B. 血府逐瘀汤
    C. 膈下逐瘀汤
    D. 少腹逐瘀汤
    E. 胶艾四物汤

24. 治疗带下过多肾阳虚证,应首选的方剂是
    A. 内补丸
    B. 完带汤
    C. 知柏地黄汤
    D. 止带方
    E. 肾气丸

25. 下列各项,属妊娠恶阻发病机理的是
    A. 肝失条达,气机郁滞
    B. 冲气上逆,胃失和降
    C. 脾胃虚弱,肝气偏旺
    D. 重伤津液,胃阴不足
    E. 痰湿内停,阻滞胃脘

26. 治疗妊娠腹痛血瘀证,应首选的方剂是
    A. 逍遥散合寿胎丸
    B. 当归芍药散
    C. 桂枝茯苓丸合寿胎丸
    D. 胶艾汤合寿胎丸
    E. 少腹逐瘀汤

27. 当归散治疗胎漏、胎动不安的适应证是
    A. 肾虚证
    B. 血热证
    C. 气血虚弱证
    D. 脾虚证
    E. 血瘀证

28. 产后三急是指
    A. 呕吐、泄泻、盗汗
    B. 高热、昏迷、自汗
    C. 心悸、气短、抽搐
    D. 尿闭、便难、冷汗
    E. 下血、腹痛、心悸

29. 下列各项,属产后发热感染邪毒证临床表现的是
    A. 产后高热寒战,热势不退
    B. 产后恶寒发热,鼻流清涕
    C. 产后低热不退,腹痛绵绵
    D. 产后寒热时作,恶露不下
    E. 产后午后潮热,烦躁不安

30. 下列各项,不属于癥瘕主要病因的是
    A. 气滞血瘀
    B. 气虚血瘀
    C. 痰湿瘀结
    D. 湿热瘀阻
    E. 肾虚血瘀

31. 避孕工具除避孕套、宫内节育器外,还有
    A. 避孕药膏
    B. 阴道隔膜
    C. 避孕药物
    D. 阴道药环
    E. 皮下埋植

32. 下列各项,属放置宫内节育器适应证的是
    A. 已婚育龄妇女,愿意选用而无禁忌证者
    B. 妊娠
    C. 重度宫颈糜烂
    D. 月经紊乱
    E. 生殖器肿瘤

33. 按公式计算,9个月婴儿的正常体重是
   A. 8kg
   B. 8.5kg
   C. 9kg
   D. 9.5kg
   E. 9.8kg

34. 历代儿科医家对于小儿诊法,特别重视
   A. 望诊
   B. 闻诊
   C. 问诊
   D. 切诊
   E. 四诊合参

35. 母乳喂养的原则是
   A. 昼夜均喂
   B. 定次喂给
   C. 定量喂给
   D. 按需喂给
   E. 按时喂给

36. 治疗胎黄湿热熏蒸证的首选方剂是
   A. 犀角散
   B. 栀子柏皮汤
   C. 茵陈蒿汤
   D. 甘露消毒丹
   E. 茵陈五苓散

37. 治疗风寒咳嗽,应首选的方剂是
   A. 麻黄汤
   B. 桂枝汤
   C. 二陈汤
   D. 金沸草散
   E. 小青龙汤

38. 治疗哮喘风寒束肺证,应首选的方剂是
   A. 玉屏风散合都气丸
   B. 大青龙汤合定喘丸
   C. 麻杏甘石汤合苏葶丸
   D. 射干麻黄汤合二陈汤
   E. 小青龙汤合三子养亲汤

39. 治疗鹅口疮心脾积热证,应首选
   A. 凉膈散
   B. 泻黄散
   C. 清热泻脾散
   D. 泻心导赤散
   E. 知柏地黄丸

40. 参苓白术散治疗小儿泄泻的证候是
   A. 风寒泻
   B. 湿热泻
   C. 伤食泻
   D. 脾虚泻
   E. 脾肾阳虚泻

41. 小儿癫痫痰痫病的治法是
   A. 祛风涤痰
   B. 息风开窍
   C. 健脾化痰
   D. 通窍定痫
   E. 豁痰开窍

42. 病毒性心肌炎的发病年龄多见于
   A. 初生~1个月
   B. 1个月~1岁
   C. 1~3岁
   D. 3~10岁
   E. 10岁以上

43. 水肿水凌心肺证的治法是
   A. 泻肺逐水,清心泻火
   B. 温阳逐水,泻肺宁心
   C. 泻肺逐水,止咳平喘
   D. 平肝泻火,清心利水
   E. 止咳平喘,温阳扶正

44. 水痘的基本治疗原则是

A. 清热宣肺利湿
B. 健脾益气利湿
C. 宣肺化痰利湿
D. 益气温阳利湿
E. 清热解毒利湿

45. 治疗遗尿肝经湿热证的首选方剂是
    A. 五苓散
    B. 导赤散
    C. 龙胆泻肝汤
    D. 甘露消毒丹
    E. 三仁汤

46. 麻疹邪入肺胃证的治法是
    A. 清凉解毒,透疹达邪
    B. 辛凉透表,清宣肺卫
    C. 辛凉透表,清热利咽
    D. 疏风清热,利湿解毒
    E. 清气凉营,解毒化湿

47. 下列各项,属风痧发病特点的是
    A. 口腔颊黏膜红赤,近白齿处可见白色疹点
    B. 耳后及枕部淋巴结肿大
    C. 发热,咽喉红肿化脓
    D. 多发于春夏二季
    E. 热退疹出

48. 治疗夏季热上盛下虚证的首选方剂是
    A. 六味地黄汤
    B. 竹叶石膏汤
    C. 金匮肾气丸
    D. 温下清上汤
    E. 白虎汤合生脉散

49. 在感染过程中,最常见的表现形式是
    A. 病原体被消灭或排出体外
    B. 隐性感染
    C. 显性感染
    D. 病原携带状态
    E. 潜伏性感染

50. 戊型肝炎病毒的主要传播途径是
    A. 注射、输血传播
    B. 蚊虫叮咬传播
    C. 唾液传播
    D. 垂直传播
    E. 粪-口传播

51. 对于肝炎患者,最能反映病情严重程度的血清学检查是
    A. 丙氨酸氨基转移酶
    B. 天门冬氨酸氨基转移酶
    C. 凝血酶原活动度
    D. 胆碱酯酶
    E. γ-谷氨酰转肽酶

52. 流行性感冒的主要治疗措施,不包括
    A. 休息
    B. 抗菌治疗
    C. 解热镇痛及支持治疗
    D. 呼吸道隔离
    E. 金刚烷胺抗病毒治疗

53. 引起人感染高致病性禽流感的主要病毒亚型是
    A. H1N1
    B. H3N2
    C. H5N1
    D. H7N5
    E. H9N2

54. 下述各项,不属于艾滋病传播途径的是
    A. 性接触
    B. 注射、输血液或血制品
    C. 母婴传播
    D. 器官移植
    E. 消化道

55. 确诊流行性出血热的依据是
   A. 鼠类接触史
   B. 全身感染和中毒症状
   C. "三痛"和"三红"征
   D. 特异性 IgM 抗体滴度升高
   E. 异型淋巴细胞增多

56. 麻痹型狂犬病的典型表现是
   A. 兴奋期较长
   B. 恐水明显
   C. 肢体瘫痪
   D. 腱反射亢进
   E. 头痛明显

57. 最常用于确诊流行性脑脊髓膜炎的是
   A. 血培养
   B. 脑脊液培养
   C. 瘀点挤液涂片染色镜检
   D. 特异性抗体检测
   E. 骨髓培养

58. 关于暴发型流行性脑脊髓膜炎休克型的治疗,错误的是
   A. 控制感染
   B. 控制 DIC
   C. 纠正休克
   D. 冬眠疗法
   E. 禁用肾上腺皮质激素

59. 目前治疗伤寒的首选药物是
   A. 头孢菌素
   B. 氯霉素
   C. 氟喹诺酮类
   D. 庆大霉素
   E. 氨苄西林

60. 霍乱的治疗过程中,首选的抗生素为
   A. 氯霉素
   B. 多西环素
   C. 四环素
   D. 氨苄西林
   E. 卡那霉素

61. 目前我国卫生法涉及的民事责任的主要承担方式是
   A. 恢复原状
   B. 赔偿损失
   C. 停止侵害
   D. 消除危险
   E. 支付违约金

62. 可以参加执业助理医师资格考试的条件:具有高等学校医学专科学历,在医疗、预防、保健机构中试用期满
   A. 6 个月
   B. 18 个月
   C. 1 年
   D. 2 年
   E. 3 年

63. 《医疗用毒性药品管理办法》规定,毒性药品每次处方剂量不得超过
   A. 5 日极量
   B. 4 日极量
   C. 3 日极量
   D. 2 日极量
   E. 1 日极量

64. 下列乙类传染病中需依法采取甲类传染病的预防控制措施的是
   A. 病毒性肝炎
   B. 伤寒和副伤寒
   C. 淋病、梅毒
   D. 淋病、艾滋病
   E. 肺炭疽、传染性非典型性肺炎

65. 医疗机构发现突发公共卫生事件后,应当向当地卫生行政部门报告的时间要求为

A. 1小时内
B. 2小时内
C. 3小时内
D. 6小时内
E. 8小时内

66.《中华人民共和国中医药条例》明确指出对中医药发展的政策是国家
A. 保护、支持、发展中医药事业
B. 保护、扶持、发展中医药事业
C. 保护、发展中医药事业
D. 扶持、发展中医药事业
E. 积极保护中医药事业

A2型题(67~93题)

答题说明

每一道试题是以一个小案例出现的,其下面有A、B、C、D、E五个备选答案。请从中选择一个最佳答案,并在答题卡上将相应题号的相应字母所属的方框涂黑。

67. 患者,男,27岁。1周前因外伤出现右手食指红肿热痛,肿胀呈圆柱状,皮色光亮,关节轻度屈曲,不能伸展。现局部跳痛明显,拟切开排脓,应选择的切口部位是
A. 指掌侧面
B. 指掌正中
C. 手指侧面
D. 手指正中
E. 食指关节处

68. 患者,女,50岁。面部出现小结节,红肿热痛,逐渐肿大并隆起,出现脓栓。其诊断是
A. 疖
B. 痈
C. 疽
D. 丹毒
E. 痰核

69. 患者,男,50岁。1周前项后发际处突发一肿块,红肿热痛,渐渐加剧,其后出现多个粟米样脓头,部分溃破溢脓。其治法是
A. 凉血祛风,行瘀通络
B. 凉血清热,解毒利湿
C. 和营托毒,清热利湿
D. 清热解毒,活血通络
E. 养阴清热,托毒透邪

70. 患者,女,45岁。双乳肿块疼痛10余年,平素体弱,神疲倦怠,短气乏力,腰膝酸软,畏寒肢冷,月经失调。查体:双乳腺体增厚,于多个象限可触及片块结节,质韧,活动可,与皮肤无粘连,压痛,乳头有少量清水样溢液,舌淡苔白,脉沉细。其诊断是
A. 乳癖冲任失调证
B. 乳疬肝郁痰凝证
C. 乳岩正虚毒恋证
D. 乳核血瘀痰凝证
E. 乳癖肝肾不足证

71. 患者,女,48岁。颈前肿物,生长迅速,质地较硬,轻度疼痛,表面不平,推之不动,声音嘶哑,随吞咽活动减弱,同位素^{131}I扫描显示为冷结节。应首选的治疗措施是
A. 中药外敷
B. 中药内服
C. 中药内服、外敷
D. 中药内服、外敷、熏洗
E. 手术治疗

72. 患者,女,45岁。瘿痈患者,局部疼痛明显,伴恶寒发热,头痛口干,脉浮数。其辨证是
A. 肝郁气滞证

B. 风热痰凝证
C. 血瘀化热证
D. 痰瘀内结证
E. 气滞痰凝证

73. 患者,男,48岁。肩背皮肤浅层肿块,与皮肤粘连,瘤体表面中心有黑色粗大毛孔,挤压时有臭脂浆溢出。其诊断是
A. 脂瘤
B. 肉瘤
C. 流痰
D. 血瘤
E. 筋瘤

74. 患者,女,36岁。两大腿内侧有钱币形红斑2枚,自觉瘙痒,边界清楚,中央有自愈趋向,多在夏季加重。其诊断是
A. 紫白癜风
B. 圆癣
C. 多形性红斑
D. 牛皮癣
E. 肥疮

75. 患者,女,56岁。患湿疮10余年,皮损反复发作,足背及双肘部暗红斑块,粗糙肥厚,消退后留有色素沉着,剧痒难忍,遇热瘙痒加重。近日口干不欲饮,纳差,腹胀,舌淡,苔白,脉弦细。其辨证是
A. 血虚风燥证
B. 脾虚湿蕴证
C. 湿热蕴肤证
D. 气滞血瘀证
E. 湿热浸淫证

76. 患者,女,23岁。月经量少,色暗淡,质清稀,腰膝酸软,头晕耳鸣,足跟痛,夜尿多,舌淡,脉沉弱。其辨证是
A. 虚寒证
B. 血虚证

C. 气滞证
D. 血瘀证
E. 肾虚证

77. 患者,女,18岁。经常经期提前1周,量多,色紫红,质稠有块,经前乳房、胸胁、少腹胀痛,烦躁易怒,舌红,苔黄,脉弦数。其辨证是
A. 肝郁血热证
B. 阳盛血热证
C. 阴虚血热证
D. 肾气虚证
E. 脾气虚证

78. 患者,女,34岁。月经停闭数月,小腹冷痛拒按,得热则痛缓,形寒肢冷,面色青白,舌紫暗,苔白,脉沉紧。治疗应首选的方剂是
A. 人参滋血汤
B. 温经汤(《妇人大全良方》)
C. 参芪四物汤
D. 参苓白术散
E. 举元煎

79. 患者,女,24岁。月经7个月未行,乳房胀痛,精神抑郁,少腹胀痛拒按,烦躁易怒,舌紫暗,有瘀点,脉沉弦而涩。其治法是
A. 补肾益气,调理冲任
B. 补肾疏肝,理气活血
C. 滋肾养阴,调理冲任
D. 疏肝清热,活血调经
E. 理气活血,祛瘀通经

80. 患者,女,28岁,已婚。停经45天,1周前查尿妊娠试验阳性。近2天恶心、呕吐酸水,恶闻油腻,口干口苦,胸满胁痛,舌淡红,苔微黄,脉弦滑。治疗应首选的方剂是
A. 香砂六君子汤
B. 橘皮竹茹汤
C. 左金丸

D. 小半夏加茯苓汤
E. 加味温胆汤

81. 患者,女,26岁,已婚。妊娠37天,阴道少量出血3天,色淡红,质稀薄,小腹空坠且痛,神疲肢倦,舌淡,苔薄白,脉细弱略滑。治疗应首选的方剂是
    A. 胎元饮
    B. 保阴煎
    C. 桂枝茯苓丸合寿胎丸
    D. 滋肾育胎丸
    E. 寿胎丸

82. 患者,女,24岁,已婚。产后4周,恶露不止,量多,色淡红,质稀,小腹空坠,面色白,舌淡,脉缓弱。治疗应首选的方剂是
    A. 归脾汤
    B. 补中益气汤
    C. 圣愈汤
    D. 人参养荣汤
    E. 参附汤

83. 患者,女,36岁,已婚。产后乳汁少甚或全无,乳汁稀薄,乳房柔软,无胀感,面色少华,倦怠乏力,舌淡苔薄白,脉细弱。治疗应首选的方剂是
    A. 下乳涌泉散
    B. 通乳丹
    C. 漏芦散
    D. 八珍汤
    E. 补中益气汤

84. 患者,女,29岁,已婚。婚久不孕,月经常提前,经量少,行经时间延长,经色较鲜红,形体消瘦,腰膝酸软,五心烦热,失眠多梦,肌肤失润,舌质稍红、略干,苔少,脉细或细数。治疗应首选的方剂是
    A. 左归丸
    B. 六味地黄丸

C. 养精种玉汤
D. 育阴汤
E. 加减苁蓉菟丝子丸

85. 患儿,女,出生后2天。体温低于35℃,四肢发凉,肌肤硬肿,难以捏起,臀、小腿、臂、面颊硬肿,色暗红、青紫,哭声较低,精神萎靡,反应尚可,气息微弱,指纹紫滞。其辨证是
    A. 寒凝血涩证
    B. 阳气虚衰证
    C. 脾肾虚衰证
    D. 肺脾气虚证
    E. 气滞血瘀证

86. 患儿,男,3岁。2天来发热恶风,咳嗽频频,气急鼻扇,涕泪俱无,喉中痰鸣,舌红苔黄,脉浮数而滑。其辨证是
    A. 痰热咳嗽
    B. 风热咳嗽
    C. 痰热闭肺
    D. 风热闭肺
    E. 热性哮喘

87. 患儿,男,7岁。喉核赤肿,咽喉疼痛,吞咽不利,发热重,鼻塞流涕,头痛身痛,舌红,苔薄黄,脉浮数。其治法是
    A. 疏风清热,利咽消肿
    B. 清热解毒,利咽消肿
    C. 养阴润肺,软坚利咽
    D. 清热解毒,软坚散结
    E. 利咽消肿,活血化瘀

88. 患儿,女,2岁。起病1天,发热,口颊、齿龈见多个溃疡点,周围焮红,口臭流涎,舌红,苔黄。治疗应首选的方剂是
    A. 导赤散
    B. 泻黄散
    C. 清胃散

D. 凉膈散
E. 银翘散

89. 患儿,女,6岁。近3个月来食欲不振,食而乏味,多食则胸脘痞闷,嗳气泛恶,精神如常,二便调,舌淡红,苔薄腻。其病机是
A. 脾胃气虚
B. 脾为湿困
C. 乳食积滞
D. 脾失健运
E. 脾胃阴虚

90. 患儿,男,10岁。身体消瘦,上课注意力不能集中,多动但不暴躁,言语冒失,做事有头无尾,睡眠不实,记忆力差,伴自汗盗汗,偏食纳少,面色无华,舌质淡,苔薄白,脉虚弱。治疗应首选的方剂是
A. 八珍汤
B. 二陈汤合黄连温胆汤
C. 杞菊地黄丸
D. 孔圣枕中丹
E. 归脾汤合甘麦大枣汤

91. 患儿,男,3岁。筋骨痿弱,发育迟缓,坐、立、行走、牙齿的发育均晚于同龄小儿,颈项痿软,目无神采,夜卧不安,舌淡,苔少。其辨证是

A. 脾肾气虚证
B. 痰瘀阻滞证
C. 肝肾亏损证
D. 心脾两虚证
E. 肾阳亏虚证

92. 患儿,女,6岁。发热轻微,鼻塞流涕,喷嚏,咳嗽,起病后1~2天出皮疹,疹色红润,疱浆清亮,根盘红晕,皮疹瘙痒,分布稀疏,此起彼伏,以躯干为多,舌苔薄白,脉浮数。其病机是
A. 邪伤肺卫
B. 邪伤肺胃
C. 邪炽气营
D. 邪炽心肝
E. 邪伤肺肾

93. 患儿,男,10岁。10天前患传染性单核细胞增多症。现发热缠绵,面目发黄,四肢困倦无力,胃脘胀满,恶心,呕吐,肝脾肿大,舌红苔黄腻,脉濡数。治疗应首选的方剂是
A. 参苓白术散
B. 七味白术散
C. 甘露消毒丹
D. 黄芪桂枝五物汤
E. 青蒿鳖甲汤合清络饮

A3型题(94~120题)

答题说明

以下提供若干个案例,每个案例下设3道考题。请根据题干所提供的信息,在每一道考题下面的A、B、C、D、E五个备选答案中选择一个最佳答案,并在答题卡上将相应题号的相应字母所属的方框涂黑。

(94~96题共用题干)
患者,女,25岁。产后23天,乳汁排出不畅,乳房局部疼痛,肿胀,结块直径2cm,皮色微红,身冷,发热,头痛骨楚,口渴,便秘,舌苔薄,脉数。

94. 其诊断是
A. 乳癖
B. 乳发
C. 乳痨
D. 乳痈

E. 乳核

95. 其辨证是
A. 热毒炽盛证
B. 气滞热壅证
C. 冲任失调证
D. 正虚毒恋证
E. 肝郁痰凝证

96. 治疗应首选的方剂是
A. 瓜蒌牛蒡汤
B. 透脓散
C. 二仙汤
D. 逍遥蒌贝散
E. 托里消毒散

(97~99题共用题干)

患者,女,35岁。结喉正中偏左有一半圆形包块,初起如雀蛋大,现如鸡蛋大,边界清楚,表面光滑,皮色如常,能随吞咽上下移动,苔薄腻,脉弦滑。

97. 其诊断是
A. 气瘿
B. 肉瘿
C. 筋瘿
D. 瘿痈
E. 石瘿

98. 其治法是
A. 理气解郁,化痰软坚
B. 化痰软坚,开郁行瘀
C. 疏风清热,化痰解郁
D. 疏肝清热,化痰消肿
E. 疏肝理气,解郁消肿

99. 治疗应首选的方剂是
A. 丹栀逍遥散
B. 四海舒郁丸
C. 海藻玉壶汤
D. 牛蒡解肌汤
E. 柴胡清肝饮

(100~102题共用题干)

患者,女,32岁。双小腿红斑、丘疹、糜烂、渗液、瘙痒5天,伴心烦口渴,身热不扬,便秘,溲赤,舌质红,苔黄腻,脉滑。

100. 其诊断是
A. 接触性皮炎
B. 丹毒
C. 牛皮癣
D. 瘾疹
E. 湿疮

101. 其辨证是
A. 热毒炽盛证
B. 湿热蕴肤证
C. 血虚风燥证
D. 脾虚湿蕴证
E. 风热蕴肤证

102. 治疗应首选的方剂是
A. 五味消毒饮
B. 当归饮子
C. 萆薢渗湿汤
D. 除湿胃苓汤
E. 消风散

(103~105题共用题干)

患者,女,25岁,已婚。近半年经来无期,经量时多时少,经期延长或时出时止。此次停经2个月后突然月经量多如泉涌,经色暗,有血块,伴小腹疼痛或胀痛,舌质紫暗,舌尖有瘀点,脉弦细或涩。

103. 其诊断是
A. 虚热型崩漏
B. 肾阳虚型崩漏
C. 脾虚型崩漏
D. 血瘀型崩漏
E. 实热型崩漏

104. 其治法是
A. 活血化瘀,固冲止血
B. 清热凉血,固冲止血
C. 养阴清热,固冲止血
D. 温肾益气,固冲止血

E. 补气摄血,固冲止崩
105. 治疗应首选的方剂是
    A. 上下相资汤
    B. 逐瘀止血汤
    C. 清热固经汤
    D. 固本止崩汤
    E. 右归丸

(106~108题共用题干)
患者,女,30岁,已婚。妊娠8个月,面目肢体浮肿,皮薄而光亮,伴胸闷,气短懒言,口淡而腻,食欲不振,大便溏薄,舌质胖嫩,苔白润,边有齿痕,脉缓滑。
106. 其辨证是
    A. 气血虚弱证
    B. 脾虚肝旺证
    C. 气滞证
    D. 肾虚证
    E. 脾虚证
107. 其治法是
    A. 调补气血
    B. 健脾利水
    C. 补肾温阳,化气利水
    D. 理气行滞,除湿消肿
    E. 健脾化湿,平肝潜阳
108. 治疗应首选的方剂是
    A. 八珍汤
    B. 白术散
    C. 真武汤
    D. 半夏白术天麻汤
    E. 正气天香散

(109~111题共用题干)
患者,女,28岁,已婚。结婚2年多未孕,月经2~3个月一潮,量少,色淡,面色晦暗,腰膝酸软,性欲冷淡,小腹冷,带下量多,夜尿多,舌质淡暗,苔白,脉沉细。
109. 其诊断是
    A. 肾气虚型不孕症
    B. 肾阳虚型不孕症
    C. 肾阴虚型不孕症
    D. 痰湿内阻型不孕症
    E. 肝气郁结型不孕症
110. 其治法是
    A. 温肾暖宫,调补冲任
    B. 燥湿化痰,理气调经
    C. 活血化瘀调经
    D. 疏肝理血调经
    E. 滋阴养血调经
111. 治疗应首选的方剂是
    A. 启宫丸
    B. 养精种玉汤
    C. 开郁种玉汤
    D. 温胞饮
    E. 毓麟珠

(112~114题共用题干)
患儿,女,9个月。1个月前患肺炎一直未愈。现干咳少痰,微喘,低热盗汗,口唇干燥,大便干结,舌红苔花剥,指纹淡紫显于气关。
112. 其辨证是
    A. 肺脾阴虚证
    B. 营卫失调证
    C. 肺肾阴虚证
    D. 肺脾气虚证
    E. 阴虚肺热证
113. 其治法是
    A. 养阴润肺,益气健脾
    B. 调和营卫,益气固表
    C. 养阴清热,敛肺止咳
    D. 养阴清肺,润肺止咳
    E. 补脾益气,健脾化瘀
114. 治疗应首选的方剂是
    A. 生脉散
    B. 沙参麦冬汤
    C. 麦味地黄丸
    D. 人参五味子汤
    E. 黄芪桂枝五物汤

(115~117题共用题干)

患儿,女,5岁。面色少华,不思饮食,食而无味,拒进饮食,迫食后恶心、呕吐,脘腹作胀,形体偏瘦,精神状态一般正常,大小便正常,舌苔白。

115. 其辨证是
   A. 脾失健运证
   B. 脾胃阴虚证
   C. 脾胃气虚证
   D. 乳食内积证
   E. 脾虚夹积证

116. 其治法是
   A. 调和脾胃,运脾开胃
   B. 消乳化食,和中导滞
   C. 健脾益气,佐以助运
   D. 滋脾养胃,佐以助运
   E. 健脾助运,消食化滞

117. 治疗应首选的方剂是
   A. 保和丸
   B. 健脾丸
   C. 不换金正气散
   D. 益胃汤
   E. 参苓白术散

(118~120题共用题干)

患儿,男,5岁。持续高热4天,烦躁不安,咳嗽流涕,双眼红赤,羞明流泪,耳后发际处可见红色细小疹点,继而头面部渐渐增多,摸之碍手,压之褪色,大便干结,小便短少,舌红,苔黄腻,脉数有力。

118. 其诊断是
   A. 水痘
   B. 风痧
   C. 丹痧
   D. 麻疹
   E. 奶麻

119. 其辨证是
   A. 邪入肺胃证
   B. 邪侵肺卫证
   C. 邪炽气营证
   D. 邪入气营证
   E. 毒透肌肤证

120. 治疗应首选的方剂是
   A. 解肌透痧汤
   B. 养阴清肺汤
   C. 清解透表汤
   D. 透疹凉解汤
   E. 清胃解毒汤

B1型题(121~150题)

> **答题说明**
> 以下提供若干组考题,每组考题共用在考题前列出的A、B、C、D、E五个备选答案。请从中选择一个最佳答案,并在答题卡上将相应题号的相应字母所属的方框涂黑。某个备选答案可能被选择一次、多次或不被选择。

   A. 痈
   B. 瘰疬
   C. 流痰
   D. 有头疽
   E. 红丝疔

121. 易发生内陷的疾病是
122. 可发生走黄的疾病是

   A. 阳和汤
   B. 生脉散合海藻玉壶汤
   C. 柴胡疏肝散
   D. 逍遥散合海藻玉壶汤
   E. 牛蒡解肌汤

123. 治疗肉瘿气阴两虚证,首选
124. 治疗肉瘿气滞痰凝证,首选

A. 金锁固精丸
B. 济生肾气丸
C. 真武汤
D. 附桂八味丸
E. 调元肾气丸

125. 治疗慢性前列腺炎肾阳虚损证,应首选
126. 治疗前列腺增生症肾阳不足证,应首选

A. 癥瘕
B. 不孕症
C. 痛经
D. 带下病
E. 外阴炎

127. 可用坐浴法治疗的疾病是
128. 可用阴道纳药法治疗的疾病是

A. 半夏白术天麻汤
B. 通窍活血汤
C. 川芎茶调散
D. 羚角钩藤汤
E. 镇肝息风汤

129. 经行头痛肝火证,治疗应首选
130. 经行头痛血瘀证,治疗应首选

A. 萆薢渗湿汤
B. 知柏地黄汤
C. 消风散
D. 丹栀逍遥散
E. 托里消毒散

131. 治疗阴痒肝经湿热证,应首选的方剂是
132. 治疗阴痒肝肾阴虚证,应首选的方剂是

A. 自汗为主,头部、肩背部明显
B. 自汗为主,遍身汗出,畏寒怕风
C. 盗汗为主,手足心热
D. 自汗或盗汗,头部、四肢为多
E. 盗汗为主,遍身汗出

133. 肺卫不固型汗证的主症是
134. 营卫失调型汗证的主症是

A. 银翘散
B. 清瘟败毒饮
C. 白虎汤
D. 新加香薷饮
E. 凉膈散

135. 治疗皮肤黏膜淋巴结综合征卫气同病证,应首选
136. 治疗皮肤黏膜淋巴结综合征气营两燔证,应首选

A. 人参五味子汤
B. 沙参麦冬汤
C. 参附龙牡救逆汤
D. 四君子汤
E. 玉屏风散

137. 治疗肺炎喘嗽肺脾气虚证,应首选
138. 治疗顿咳恢复期肺脾气虚证,应首选

A. 肾
B. 肺
C. 脑
D. 肝
E. 心

139. 人感染高致病性禽流感病理改变最明显的脏器是
140. 流行性出血热病理改变最明显的脏器是

A. 直接接触传播
B. 虫媒传播
C. 食物传播
D. 飞沫传播
E. 疫水传播

141. SARS主要经
142. 狂犬病主要经

A. 超过2周
B. 超过1个月
C. 超过2个月
D. 超过半年

E. 超过1年

143. 慢性肝炎的病程为
144. 慢性菌痢的病程为

A. 血培养
B. 尿培养
C. 骨髓培养
D. 粪便培养
E. 玫瑰疹刮取物培养

145. 伤寒病程中阳性率最高且操作简便的实验室检查是
146. 伤寒病程中阳性率最高的实验室检查是

A. 疫点
B. 疫区
C. 疫情通报
D. 疫情报告
E. 疫情措施

147. 医疗机构及其执行职务的人员发现传染病疫情应按规定和时限进行
148. 县级以上人民政府有关部门发现传染病疫情时应当及时向同级人民政府卫生行政部门进行

A. 1年
B. 2年
C. 3年
D. 4年
E. 5年

149. 麻醉药品处方至少应保存
150. 精神药品处方至少应保存

参 考 答 案

第 一 单 元

1. E	2. D	3. C	4. B	5. C	6. B
7. C	8. C	9. A	10. A	11. A	12. D
13. C	14. A	15. A	16. B	17. E	18. D
19. E	20. A	21. E	22. A	23. D	24. E
25. D	26. B	27. C	28. B	29. C	30. B
31. A	32. D	33. D	34. D	35. C	36. C
37. D	38. D	39. E	40. B	41. A	42. D
43. D	44. E	45. D	46. E	47. A	48. C
49. E	50. A	51. C	52. E	53. C	54. C
55. D	56. E	57. C	58. D	59. D	60. B
61. B	62. B	63. B	64. D	65. D	66. A
67. A	68. C	69. E	70. E	71. C	72. A
73. D	74. A	75. A	76. A	77. E	78. C
79. E	80. A	81. B	82. B	83. C	84. C
85. E	86. C	87. B	88. D	89. D	90. A
91. B	92. A	93. D	94. C	95. A	96. B
97. C	98. D	99. B	100. C	101. A	
102. B	103. C	104. B	105. C	106. A	
107. A	108. A	109. D	110. A	111. B	
112. E	113. B	114. A	115. D	116. A	
117. C	118. D	119. D	120. C	121. E	
122. C	123. A	124. C	125. A	126. B	
127. A	128. D	129. C	130. B	131. D	
132. C	133. D	134. C	135. E	136. A	
137. D	138. D	139. E	140. C	141. B	
142. B	143. B	144. C	145. B	146. E	
147. E	148. D	149. A	150. B		

第 二 单 元

1. D	2. B	3. B	4. C	5. D	6. E
7. B	8. D	9. C	10. A	11. C	12. D
13. C	14. D	15. C	16. D	17. B	18. E
19. C	20. C	21. B	22. D	23. A	24. D
25. D	26. E	27. A	28. B	29. A	30. B
31. A	32. E	33. D	34. E	35. E	36. E
37. E	38. E	39. B	40. D	41. B	42. D
43. E	44. D	45. A	46. A	47. A	48. C
49. E	50. A	51. C	52. B	53. A	54. D
55. A	56. D	57. C	58. E	59. E	60. D
61. B	62. E	63. C	64. E	65. E	66. C
67. B	68. A	69. C	70. D	71. A	72. E
73. E	74. D	75. B	76. C	77. B	78. E
79. D	80. C	81. D	82. B	83. D	84. D
85. C	86. E	87. D	88. A	89. A	90. D
91. E	92. A	93. B	94. A	95. A	96. C
97. E	98. D	99. B	100. A	101. A	
102. D	103. A	104. E	105. E	106. B	
107. E	108. E	109. C	110. A	111. E	
112. C	113. B	114. B	115. B	116. C	
117. D	118. C	119. E	120. B	121. C	
122. E	123. D	124. E	125. C	126. A	
127. E	128. B	129. B	130. D	131. C	
132. D	133. E	134. E	135. A	136. B	
137. E	138. A	139. A	140. D	141. A	
142. C	143. C	144. D	145. E	146. A	
147. B	148. D	149. C	150. A		

第三单元

1. D	2. B	3. D	4. D	5. B	6. E
7. C	8. C	9. D	10. A	11. A	12. B
13. B	14. C	15. C	16. C	17. C	18. C
19. A	20. D	21. C	22. D	23. C	24. E
25. C	26. A	27. C	28. D	29. B	30. E
31. B	32. B	33. B	34. D	35. A	36. C
37. B	38. E	39. A	40. B	41. D	42. A
43. A	44. C	45. E	46. A	47. D	48. B
49. C	50. E	51. E	52. B	53. D	54. C
55. B	56. E	57. E	58. A	59. B	60. C
61. D	62. E	63. B	64. C	65. B	66. E
67. D	68. D	69. A	70. A	71. A	72. C
73. C	74. C	75. A	76. B	77. D	78. E
79. B	80. E	81. D	82. C	83. B	84. D

85. E	86. B	87. C	88. D	89. B	90. C
91. A	92. C	93. B	94. D	95. D	96. E
97. C	98. B	99. A	100. E	101. C	
102. C	103. C	104. C	105. E	106. E	
107. B	108. D	109. A	110. B	111. A	
112. C	113. A	114. D	115. C	116. B	
117. C	118. A	119. C	120. B	121. E	
122. D	123. D	124. B	125. E	126. A	
127. E	128. A	129. E	130. A	131. B	
132. A	133. B	134. C	135. E	136. B	
137. C	138. A	139. D	140. B	141. D	
142. A	143. E	144. D	145. A	146. C	
147. B	148. D	149. C	150. E		

第四单元

1. E	2. C	3. E	4. D	5. D	6. B
7. C	8. E	9. B	10. D	11. C	12. D
13. E	14. C	15. C	16. B	17. C	18. E
19. E	20. B	21. A	22. D	23. D	24. A
25. B	26. C	27. B	28. A	29. A	30. B
31. B	32. A	33. C	34. A	35. D	36. C
37. D	38. E	39. C	40. D	41. E	42. D
43. B	44. E	45. C	46. A	47. B	48. D
49. B	50. E	51. C	52. B	53. C	54. E
55. D	56. C	57. C	58. E	59. C	60. B
61. B	62. C	63. D	64. E	65. B	66. B
67. C	68. A	69. C	70. A	71. E	72. B
73. A	74. B	75. A	76. E	77. A	78. B
79. E	80. B	81. A	82. B	83. B	84. C

85. A	86. C	87. A	88. E	89. D	90. E
91. C	92. A	93. C	94. D	95. B	96. A
97. B	98. A	99. C	100. E	101. B	
102. C	103. D	104. A	105. B	106. E	
107. B	108. B	109. B	110. A	111. D	
112. E	113. C	114. C	115. A	116. A	
117. C	118. D	119. A	120. C	121. D	
122. E	123. B	124. D	125. B	126. B	
127. D	128. D	129. D	130. B	131. A	
132. B	133. A	134. C	135. A	136. B	
137. A	138. A	139. B	140. A	141. D	
142. E	143. D	144. C	145. A	146. C	
147. D	148. C	149. C	150. B		

试卷标识码：

医师资格考试押题秘卷（二）
（医学综合笔试部分）

中医执业医师

考试日期：　　年　月　日

考试时间：9：00—11：30

考生姓名：_____

准考证号：_____

考　　点：_____

考 场 号：_____

A1型题(1~85题)

答题说明

每一道试题下面有 A、B、C、D、E 五个备选答案。请从中选择一个最佳答案,并在答题卡上将相应题号的相应字母所属的方框涂黑。

1. 下列表述中属于"证"的是
   A. 水痘
   B. 麻疹
   C. 风寒感冒
   D. 头痛
   E. 恶寒

2. 古代哲学中,精的概念的产生源于
   A. 阴阳说
   B. 水地说
   C. 五行说
   D. 元气说
   E. 云气说

3. "寒极生热"主要说明的阴阳关系是
   A. 阴阳交感
   B. 阴阳对立
   C. 阴阳互根
   D. 阴阳消长
   E. 阴阳转化

4. 脾的阴阳属性是
   A. 阴中之阴
   B. 阴中之阳
   C. 阴中之至阴
   D. 阳中之阳
   E. 阳中之阴

5. 五行中属木的脏是
   A. 心
   B. 肺
   C. 脾
   D. 肝
   E. 肾

6. "长夏"的五行属性是
   A. 火
   B. 土
   C. 金
   D. 水
   E. 木

7. 下列关于五行生克规律的表述,正确的是
   A. 木为土之所胜
   B. 木为水之子
   C. 火为土之子
   D. 水为火之所胜
   E. 金为木之所胜

8. 具有"满而不能实"生理特点的是
   A. 五脏
   B. 六腑
   C. 脏腑
   D. 奇恒之府
   E. 特指胃

9. 被称为"君主之官"的脏是
   A. 肝
   B. 心
   C. 脾
   D. 肺
   E. 肾

10. 在水液代谢中起主宰作用的是
    A. 肝
    B. 心
    C. 脾
    D. 肺
    E. 肾

11. 具有"主蛰"特性的脏是
    A. 肝
    B. 心
    C. 脾
    D. 肺
    E. 肾

12. 肝在体合
    A. 筋
    B. 脉
    C. 皮
    D. 肉
    E. 骨

13. 下列各项,具有统血功能的是
    A. 肾
    B. 肺
    C. 肝
    D. 心
    E. 脾

14. 心与肺的关系主要表现在
    A. 气血互用方面
    B. 气机升降方面
    C. 血液运行方面
    D. 精神互养方面
    E. 化生气血方面

15. 下列各脏中,其生理特性以升为主的是
    A. 肺与脾
    B. 肺与肝
    C. 肝与肾
    D. 心与肾
    E. 肝与脾

16. "泌别清浊"是下述哪个脏腑的功能
    A. 胃
    B. 小肠
    C. 大肠
    D. 膀胱
    E. 胆

17. "孤府"指的是
    A. 胆
    B. 胃
    C. 小肠
    D. 三焦
    E. 膀胱

18. "气之本"指的是
    A. 肝
    B. 心
    C. 脾
    D. 肺
    E. 肾

19. 临床出现自汗、多尿,说明气的哪项功能减退
    A. 推动与调控作用
    B. 温煦与凉润作用
    C. 防御作用
    D. 固摄作用
    E. 中介作用

20. 具有滑利关节、补益脑髓作用的是
    A. 气
    B. 血
    C. 津
    D. 液
    E. 精

21. 与血液生成有关的脏腑是
    A. 心、脾、肝、肾
    B. 心、脾、肝、肺
    C. 心、肝、肺、肾
    D. 脾、肺、肾、肝
    E. 心、脾、肺、肾

22. "夺血者无汗,夺汗者无血"的理论依据是
   A. 气能生血
   B. 气能行血
   C. 气能生津
   D. 气能行津
   E. 津血同源

23. 具有"收引"特性的邪气是
   A. 风邪
   B. 寒邪
   C. 火邪
   D. 湿邪
   E. 燥邪

24. 十二经脉中循行于腹部的经脉,自内向外的顺序是
   A. 足少阴、足阳明、足太阴、足厥阴
   B. 足少阴、足阳明、足厥阴、足太阴
   C. 足太阴、足阳明、足少阴、足厥阴
   D. 足阳明、足少阴、足太阴、足厥阴
   E. 足阳明、足太阴、足厥阴、足少阴

25. 下列各项中,具有司眼睑开阖作用的是
   A. 督脉
   B. 冲脉
   C. 任脉
   D. 跷脉
   E. 带脉

26. 具有"易夹湿"特性的邪气为
   A. 风
   B. 寒
   C. 暑
   D. 湿
   E. 燥

27. 七情刺激,易导致心气涣散的是
   A. 喜
   B. 怒
   C. 悲
   D. 恐
   E. 惊

28. 在发病过程中,邪气的作用是
   A. 决定是否发病
   B. 决定疾病的性质
   C. 发病的决定因素
   D. 发病的重要条件
   E. 对疾病无影响

29. 下列各项,适用于真寒假热证的治法是
   A. 以热治寒
   B. 以热治热
   C. 以寒治寒
   D. 用寒远寒
   E. 通因通用

30. 以补阳药为主,适当配伍补阴药的治疗方法属于
   A. 阴中求阳
   B. 阳中求阴
   C. 阴病治阳
   D. 阳病治阴
   E. 阴阳双补

31. 失神的患者突然神志清醒、语言不休,属于
   A. 神乱
   B. 无神
   C. 假神
   D. 有神
   E. 少神

32. 目的脏腑分属中,白睛所属的是
   A. 心
   B. 肺
   C. 肝
   D. 肾
   E. 脾

33. 白痦的出现是由于
    A. 湿郁汗出不彻
    B. 风热之毒阻于肺胃二经
    C. 风湿热邪留于肌肤
    D. 湿热火毒内蕴
    E. 营血虚而风邪中于经络

34. 肝胆郁热的呕吐物为
    A. 黄绿色
    B. 暗红色
    C. 紫暗
    D. 白稠
    E. 黄稠

35. 舌体小,有裂纹,舌鲜红少苔的临床意义是
    A. 虚热证
    B. 湿热证
    C. 热极津伤
    D. 风热表证
    E. 寒邪入里化热

36. 热极津枯的舌象表现是
    A. 舌光无苔少津
    B. 舌苔由润变燥
    C. 舌苔由燥变润
    D. 舌苔由白转黄
    E. 舌苔焦黑而燥裂

37. 下列除哪项外,均是舌颤动的病因
    A. 气血两虚
    B. 亡阳伤津
    C. 热极生风
    D. 酒毒所伤
    E. 心脾有热

38. 顿咳的临床表现特点是
    A. 咳声重浊
    B. 咳声低微
    C. 咳声如犬吠
    D. 咳声紧闷
    E. 咳嗽终止时作"鹭鸶叫声"

39. 午后热甚,身热不扬者属于
    A. 阴虚潮热
    B. 湿温潮热
    C. 暑气潮热
    D. 阳明潮热
    E. 气虚发热

40. 下列证候除哪项外,均可出现胁痛
    A. 肝气郁结
    B. 肝火上炎
    C. 肝胆湿热
    D. 气滞血瘀
    E. 肝阳化风

41. 患者口淡乏味,常提示
    A. 肝脾不调
    B. 脾胃湿热
    C. 脾胃气虚
    D. 肝胃不和
    E. 食滞胃脘

42. 下列各项,不属于排尿感异常的临床表现是
    A. 遗尿
    B. 尿道涩痛
    C. 余沥不尽
    D. 小便失禁
    E. 小便频数

43. 濡脉的主病是
    A. 厥证
    B. 阴寒证
    C. 气滞血瘀证
    D. 湿证
    E. 表证

44. 邪热袭表的脉象特征是
   A. 浮数脉
   B. 浮滑脉
   C. 浮紧脉
   D. 弦滑脉
   E. 浮缓脉

45. 数脉的特征是
   A. 一息五至
   B. 一息四至
   C. 一息五至以上,不足七至
   D. 一息七至以上
   E. 一息八至

46. 久病肌肤枯涩的临床意义是
   A. 气血两虚
   B. 津液不足
   C. 血虚不荣
   D. 湿热蕴结
   E. 瘀血内停

47. 虚证的临床表现是
   A. 久病、势缓
   B. 新起、暴病
   C. 病情急剧
   D. 疼痛拒按
   E. 声高气粗

48. 下列各项,不属于真寒假热证临床表现的是
   A. 自觉发热反欲盖衣被
   B. 面色浮红如妆
   C. 口渴而喜饮
   D. 咽痛而不红肿
   E. 脉浮大,按之无力

49. 湿淫证的临床表现是
   A. 发热汗出,恶风,脉浮缓
   B. 恶寒发热,无汗,脉浮紧
   C. 恶热汗出,口渴,脉虚数
   D. 头胀而痛,胸闷身重,脉濡
   E. 壮热口渴,面红目赤,脉洪数

50. 下列各项,不属于气脱证临床表现的是
   A. 呼吸微弱
   B. 汗出不止
   C. 腹部绞痛
   D. 面色苍白
   E. 舌淡脉微

51. 下列各项,不属于风水相搏证临床表现的是
   A. 小便清利
   B. 恶寒
   C. 发热
   D. 咽喉肿痛
   E. 脉浮数

52. 下列各项,不属于寒湿困脾与湿热蕴脾的共见临床表现是
   A. 渴不多饮
   B. 头身困重
   C. 纳呆
   D. 苔腻
   E. 泛恶

53. 阴虚动风证的临床特点是
   A. 手足蠕动
   B. 四肢抽搐
   C. 眩晕欲仆
   D. 颈项强直
   E. 头摇头痛

54. 阳明病热证的临床表现是
   A. 身大热,不恶寒,反恶热,汗大出,大渴引饮
   B. 日晡潮热,手足汗出,脐腹胀满疼痛,拒按,大便秘结

C. 神错谵语,狂躁不得眠,舌苔黄厚干燥
D. 口苦,咽干,目眩,寒热往来,胸胁苦满,默默不欲饮食
E. 呕吐不止,剑突下急迫感,烦躁

55. 上焦病证的临床表现是
    A. 身热颧红
    B. 口燥咽干
    C. 手足蠕动
    D. 发热汗出
    E. 时腹自痛

56. 具有敛肺止咳作用的药,多具有的药味是
    A. 辛
    B. 甘
    C. 酸
    D. 苦
    E. 咸

57. 七情配伍中,可以降低药物毒副作用的是
    A. 相须、相使
    B. 相杀、相反
    C. 相须、相恶
    D. 相杀、相畏
    E. 相畏、相使

58. 宜饭后服用的药物是
    A. 峻下逐水药
    B. 对胃肠有刺激性的药
    C. 驱虫药
    D. 安神药
    E. 截疟药

59. 治疗外感风寒、胸闷呕吐,应首选的药物是
    A. 薄荷
    B. 荆芥
    C. 紫苏
    D. 防风
    E. 桂枝

60. 具有清热泻火、生津止渴、消肿排脓功效的药物是
    A. 天花粉
    B. 白芷
    C. 麻黄
    D. 芦根
    E. 知母

61. 具有清肝明目、润肠通便功效的药物是
    A. 决明子
    B. 菟丝子
    C. 鸦胆子
    D. 沙苑子
    E. 牛蒡子

62. 具有清热解毒、利咽、消肿功效的药物是
    A. 山豆根
    B. 马勃
    C. 牛蒡子
    D. 薄荷
    E. 射干

63. 下列各项,不宜入煎剂的药物是
    A. 大戟
    B. 芒硝
    C. 甘遂
    D. 大黄
    E. 牵牛子

64. 具有祛风湿、补肝肾、强筋骨、安胎功效的药物是
    A. 木瓜
    B. 杜仲
    C. 桑叶
    D. 桑寄生
    E. 防己

65. 治疗夜盲症,应选用的药物是
    A. 砂仁

B. 苍术
C. 白豆蔻
D. 藿香
E. 厚朴

66. 具有泻肺平喘、利水消肿功效的药物是
    A. 白果
    B. 桑白皮
    C. 黄芩
    D. 麻黄
    E. 泽泻

67. 不论寒热虚实、惊风抽搐均可选用的药物是
    A. 羚羊角
    B. 地龙
    C. 胆南星
    D. 天麻
    E. 蜈蚣

68. 下列各项,不具有健脾祛湿功效的药物是
    A. 茯苓
    B. 猪苓
    C. 白术
    D. 薏苡仁
    E. 苍术

69. 善于治疗血淋、尿血的药物是
    A. 车前子
    B. 泽泻
    C. 石韦
    D. 木通
    E. 滑石

70. 下列各项,不属于花椒功效的是
    A. 温中
    B. 杀虫
    C. 止痛
    D. 止痒

E. 消痰

71. 具有化瘀止血、活血定痛功效的药物是
    A. 仙鹤草
    B. 白及
    C. 三七
    D. 大蓟
    E. 槐角

72. 治疗下焦虚寒、腹中冷痛、月经下血不止者,应选用的药物是
    A. 地榆
    B. 茜草
    C. 艾叶
    D. 干姜
    E. 侧柏叶

73. 治疗头痛,无论风寒、风热、风湿、血虚、血瘀,均可选用的药物是
    A. 羌活
    B. 延胡索
    C. 白芷
    D. 郁金
    E. 川芎

74. 具有活血通经、祛瘀止痛功效的药物是
    A. 红花
    B. 丹参
    C. 泽兰
    D. 鸡血藤
    E. 益母草

75. 天南星的功效是
    A. 燥湿化痰,降逆止呕
    B. 燥湿化痰,祛风解痉
    C. 燥湿化痰,祛风解毒
    D. 燥湿化痰,止咳平喘
    E. 燥湿化痰,清热定惊

76. 风热咳嗽、痰热咳嗽均适宜的药物是
   A. 前胡
   B. 半夏
   C. 竹茹
   D. 荆芥
   E. 旋覆花

77. 白豆蔻、肉豆蔻都具有的功效是
   A. 芳香化湿
   B. 涩肠止泻
   C. 温中行气
   D. 醒脾开胃
   E. 调气畅中

78. 下列不具有润肠通便作用的药物是
   A. 桃仁
   B. 柏子仁
   C. 杏仁
   D. 酸枣仁
   E. 火麻仁

79. 治疗咳嗽痰多,痰中带血,伴月经淋漓不止者,宜选用的药物是
   A. 大蓟
   B. 小蓟
   C. 地榆
   D. 紫珠
   E. 侧柏叶

80. 朱砂的每次用量是
   A. 1～5g
   B. 0.1～0.5g
   C. 0.003～0.01g
   D. 5～10g
   E. 15～30g

81. 麝香的功效是
   A. 开窍醒神
   B. 清热止痛
   C. 解郁行气
   D. 化湿和胃
   E. 清心化痰

82. 性味甘温,能够补肝肾、强筋骨、安胎的药物是
   A. 五加皮
   B. 续断
   C. 杜仲
   D. 狗脊
   E. 菟丝子

83. 滋补肝肾、明目的良药是
   A. 黄精
   B. 玉竹
   C. 枸杞子
   D. 菟丝子
   E. 沙苑子

84. 可敛肺、敛汗、止血的药物是
   A. 五味子
   B. 五倍子
   C. 乌梅
   D. 椿皮
   E. 诃子

85. 雄黄的功效是
   A. 解毒消肿,祛腐生肌
   B. 拔毒祛腐,止痛开窍
   C. 攻毒蚀疮,消肿生肌
   D. 解毒杀虫,祛痰截疟
   E. 消肿生肌,止痛开窍

A2 型题(86～90题)

答题说明

每一道试题是以一个小案例出现的,其下面都有 A、B、C、D、E 五个备选答案。请从中选择一个最佳答案,并在答题卡上将相应题号的相应字母所属的方框涂黑。

86. 患者,女,29岁。胃肠热盛,大便秘结,腹满硬痛而拒按,潮热,神昏谵语,但又兼见面色苍白,四肢厥冷,精神委顿。其病机是
   A. 虚中夹实
   B. 真实假虚
   C. 由实转虚
   D. 真虚假实
   E. 实中夹虚

87. 患者,男,26岁。神疲乏力,少气懒言,常自汗出,头晕目眩,舌淡苔白,脉虚无力。其辨证是
   A. 气虚
   B. 气陷
   C. 气逆
   D. 气微
   E. 气滞

88. 患者,女,21岁。昨日因受凉,出现鼻塞流清涕。今日又现咳嗽,痰色白,有恶寒感,不发热,舌淡苔薄,脉浮。其辨证是
   A. 寒痰阻肺
   B. 风寒犯肺
   C. 脾肺气虚
   D. 痰湿阻肺
   E. 肺阳虚

89. 患者,女,34岁。近2个月来睡眠不佳,早醒,醒后仍觉困倦不舒,面色萎黄,食纳少,舌质淡,脉弱。其辨证是
   A. 心脾气血虚
   B. 心阴虚
   C. 心肾不交
   D. 心血虚
   E. 脾气虚

90. 患者,男,40岁。发热,微恶风寒,少汗,头痛,咳嗽,口微渴,苔薄白,舌边尖红,脉浮数。其辨证是
   A. 燥热犯卫
   B. 风热犯卫
   C. 邪热壅肺
   D. 热扰胸膈
   E. 热结肠道

B1 型题(91～150题)

答题说明

以下提供若干组考题,每组考题共用在考题前列出的 A、B、C、D、E 五个备选答案。请从中选择一个最佳答案,并在答题卡上将相应题号的相应字母所属的方框涂黑。某个备选答案可能被选择一次、多次或不被选择。

A. 母病及子
B. 相乘传变
C. 子病犯母
D. 相侮传变
E. 制化传变

91. "见肝之病,知肝传脾"属于

92. "水寒射肺"属于

A. 心与脾
B. 肺与脾
C. 脾与肾
D. 肺与肝

E. 肺与心

93. 与气的生成关系最密切的脏是
94. 与气机调节关系最密切的脏是

A. 胆
B. 胃
C. 小肠
D. 大肠
E. 膀胱

95. 具有"主津"功能的是
96. 具有"主液"功能的是

A. 藏于肾中之气
B. 积聚于胸中之气
C. 吸入于肺中之气
D. 行于脉外之气
E. 行于脉中之气

97. 宗气是
98. 卫气是

A. 手指端
B. 足趾端
C. 头面部
D. 胸中
E. 腹部

99. 手三阴经与足三阴经交接的部位是
100. 足三阳经与足三阴经交接的部位是

A. 汗出恶风
B. 四肢困倦,胸闷呕恶
C. 皮肤干涩
D. 狂躁妄动
E. 头身疼痛,肢体活动不利

101. 火热之邪致病可见
102. 湿邪致病可见

A. 喜
B. 怒
C. 思

D. 悲
E. 恐

103. 过度刺激可导致二便失禁的是
104. 过度刺激可引起头胀、头痛,甚则昏厥的是

A. 气上
B. 气下
C. 气缓
D. 气结
E. 气消

105. 情志为病,过喜则
106. 情志为病,过悲则

A. 虚寒证
B. 虚热证
C. 真寒假热证
D. 真热假寒证
E. 阴阳两虚证

107. 阴盛格阳引起的病理变化是
108. 阳盛格阴引起的病理变化是

A. 热因热用
B. 寒因寒用
C. 塞因塞用
D. 通因通用
E. 虚则补之

109. 对热结旁流应采用的治疗方法是
110. 对真寒假热应采用的治疗方法是

A. 面白浮肿
B. 面色苍黄
C. 面黄虚浮
D. 面目黄而鲜明
E. 面目黄而晦暗

111. 阳虚水泛的患者多表现为
112. 阴黄的患者多表现为

A. 血虚失血

B. 胃火亢盛

C. 胃阴不足

D. 虚火上炎

E. 脾不摄血

113. 齿龈红肿疼痛、出血、口渴、脉滑数的临床意义是

114. 齿龈淡白、舌淡脉弱的临床意义是

A. 风痰阻络

B. 阴虚火旺

C. 热入心包

D. 心脾热盛

E. 中风先兆

115. 歪斜舌的临床意义是

116. 舌体强硬而胖大、舌苔厚腻的临床意义是

A. 肝肾阴虚

B. 热扰心神

C. 心气虚弱

D. 脏气衰微

E. 宗气大虚

117. 语言时有错乱、语后自知言错的临床意义是

118. 自言自语、见人便止、首尾不续的临床意义是

A. 太阳经

B. 少阳经

C. 阳明经

D. 厥阴经

E. 少阴经

119. 颠顶痛属于

120. 头痛连项属于

A. 失血、伤阴

B. 亡血、失精

C. 寒证、痛证

D. 惊恐、疼痛

E. 邪闭、痛极

121. 伏脉的临床意义是

122. 革脉的临床意义是

A. 表热证

B. 表虚证

C. 实热证

D. 虚热证

E. 表寒证

123. 患者发热，口渴喜饮，咳喘痰黄，舌红苔黄，脉滑数。其临床意义是

124. 患者五心烦热，盗汗，口干咽燥，颧红，舌红少津，脉细数。其临床意义是

A. 风淫证

B. 暑淫证

C. 寒淫证

D. 湿淫证

E. 燥淫证

125. 脘腹痞胀，口淡不渴，肠鸣腹泻，苔白滑，脉沉细的临床意义是

126. 脘腹痞胀，纳呆呕恶，渴不多饮，便溏不爽，苔黄腻，脉滑数的临床意义是

A. 脾胃阳虚证

B. 寒湿困脾证

C. 寒饮停胃证

D. 寒滞胃肠证

E. 脾肾阳虚证

127. 脘腹痞闷，纳呆呕恶，大便溏泄，头身困重，苔白腻，脉缓的临床意义是

128. 五更泄泻，便质清冷，畏寒，面白神疲，舌淡，脉沉迟无力的临床意义是

A. 湿热阻肺证

B. 邪热壅肺证

C. 邪袭肺卫证

D. 邪陷心包证

E. 湿蒙心包证

129. 身热、咳喘、苔黄属于

130. 神志时清时昧、舌苔垢腻属于

　　A. 天南星配生姜
　　B. 甘草配甘遂
　　C. 石膏配牛膝
　　D. 丁香配郁金
　　E. 藜芦配白芍

131. 属于相畏配伍的是
132. 属于相使配伍的是

　　A. 肺、胃、肾经
　　B. 肺、脾、肾经
　　C. 心、脾、肾经
　　D. 心、肝、肾经
　　E. 心、肝、脾经

133. 知母的主要归经是
134. 龟甲的主要归经是

　　A. 补阳
　　B. 通阳
　　C. 升阳
　　D. 潜阳
　　E. 固阳

135. 石决明具有的功效是
136. 桂枝具有的功效是

　　A. 独活
　　B. 秦艽
　　C. 防己
　　D. 狗脊
　　E. 川乌

137. 既能祛风湿,又能温经止痛的药物是
138. 既能祛风湿,又能退虚热的药物是

　　A. 清热解毒
　　B. 息风止痉
　　C. 化浊开窍
　　D. 行气止痛
　　E. 通便散结

139. 安宫牛黄丸长于
140. 紫雪长于

　　A. 凉血止血
　　B. 收敛止血
　　C. 化瘀止血
　　D. 温经止血
　　E. 补虚止血

141. 白及具有的功效是
142. 三七具有的功效是

　　A. 既能宁神益智,又能补脾益肺
　　B. 既能宁心安神,又能止泻止汗
　　C. 既能宁心安神,又能祛痰开窍
　　D. 既能宁心安神,又能健脾利水
　　E. 既能定惊安神,又能利尿通淋

143. 茯苓的功效是
144. 远志的功效是

　　A. 郁金
　　B. 苏木
　　C. 降香
　　D. 牛膝
　　E. 穿山甲

145. 治疗阴虚火旺所致的齿痛、口疮,常选用的药物是
146. 治疗尿血、小便不利、尿道涩痛,常选用的药物是

　　A. 甘、咸,温
　　B. 酸、苦,温
　　C. 苦、咸,温
　　D. 甘、淡,温
　　E. 辛、甘,温

147. 鹿茸的性味是
148. 淫羊藿的性味是

　　A. 龟甲
　　B. 龙骨

C. 鳖甲
D. 牡蛎
E. 代赭石

149. 功能重镇安神、平肝潜阳、软坚散结的药是

150. 功能滋阴潜阳、退热除蒸、软坚散结的药是

A1型题(1~75题)

答题说明

每一道试题下面有 A、B、C、D、E 五个备选答案。请从中选择一个最佳答案,并在答题卡上将相应题号的相应字母所属的方框涂黑。

1. 具有"发中有补,散中有收,邪正兼顾,阴阳并调"配伍特点的方剂是
   A. 桂枝汤
   B. 麻黄汤
   C. 止嗽散
   D. 小青龙汤
   E. 九味羌活汤

2. 参苏饮与败毒散两方组成中均含有的药物是
   A. 前胡、茯苓
   B. 羌活、独活
   C. 柴胡、川芎
   D. 木香、枳壳
   E. 半夏、苏叶

3. 肝郁血虚,脾失健运,见两胁作痛、神疲食少、脉虚弦者,治宜选用
   A. 一贯煎
   B. 越鞠丸
   C. 逍遥散
   D. 四逆散
   E. 四君子汤

4. 清暑益气汤的功用是
   A. 清暑除烦,益气和胃
   B. 清暑益气,养阴生津
   C. 清暑利湿,益气和胃
   D. 清暑益气,和胃止呕
   E. 益气养阴,清透暑热

5. 由地骨皮、桑白皮、炙甘草、粳米组成的方剂是
   A. 青蒿鳖甲汤
   B. 凉膈散
   C. 泻白散
   D. 清胃散
   E. 犀角地黄汤

6. 清热解毒与疏散风热并用,寓"火郁发之"之义的方剂是
   A. 黄连解毒汤
   B. 普济消毒饮
   C. 清瘟败毒饮
   D. 青蒿鳖甲汤
   E. 龙胆泻肝汤

7. 小建中汤中桂枝的作用是
   A. 发散风寒
   B. 温阳散寒
   C. 温阳化气
   D. 温通血脉
   E. 温肺化饮

8. 葛根芩连汤的适应证是
   A. 脾虚泄泻
   B. 湿热血痢
   C. 协热下利
   D. 热毒血痢
   E. 暑湿吐泻

9. 症见汗出恶风、面色白、舌淡、苔薄白、脉虚者,宜选用
   A. 玉屏风散
   B. 桂枝汤
   C. 四君子汤
   D. 当归补血汤
   E. 八珍汤

10. 主治喑痱证的方剂是
    A. 右归丸
    B. 大补阴丸
    C. 右归饮
    D. 补中益气汤
    E. 地黄饮子

11. 治疗气虚发热的最佳方剂是
    A. 小建中汤
    B. 当归补血汤
    C. 生脉散
    D. 补中益气汤
    E. 炙甘草汤

12. 主治血虚寒厥的方剂是
    A. 四神丸
    B. 附子理中汤
    C. 当归四逆汤
    D. 真人养脏汤
    E. 四逆汤

13. 固冲汤除固冲摄血外,还具有的功用是
    A. 补肾涩精
    B. 补气健脾
    C. 补气生血
    D. 温补脾肾
    E. 温经止痛

14. 越鞠丸的君药是
    A. 神曲
    B. 香附
    C. 川芎
    D. 栀子
    E. 苍术

15. 天王补心丹主治证候的病因病机是
    A. 心脾两虚,气血不足
    B. 心阴不足,肝气失和
    C. 心肾两亏,阴虚血少

    D. 肝血不足,虚热内扰
    E. 心阳偏亢,心肾不交

16. 酸枣仁汤中药物的配伍作用,不正确的是
    A. 酸枣仁养肝血、安心神
    B. 茯苓宁心安神
    C. 知母滋阴清热
    D. 甘草调和诸药
    E. 川芎活血祛瘀

17. 下列除哪项外,均是至宝丹的功用
    A. 清热
    B. 开窍
    C. 通便
    D. 化浊
    E. 解毒

18. 地黄饮子组方中加少许薄荷的作用是
    A. 上行开郁
    B. 疏散风热
    C. 疏肝解郁
    D. 清利头目
    E. 利咽消肿

19. 厚朴温中汤适用于
    A. 湿滞脾胃证
    B. 脾虚气滞证
    C. 寒凝气滞证
    D. 寒湿气滞证
    E. 痰阻气逆证

20. 定喘汤的功用是
    A. 清热解表,止咳平喘
    B. 宣肺降气,祛痰平喘
    C. 解表散寒,温肺化饮
    D. 降气平喘,温肺化饮
    E. 宣肺降气,清热化痰

21. 下列不属于桃核承气汤药物组成的是

A. 大黄
B. 枳实
C. 芒硝
D. 桂枝
E. 甘草

22. 牵正散的功用是
    A. 祛风除湿,化痰通络
    B. 祛风化痰,通络止痉
    C. 祛风除湿,通络止痛
    D. 祛风化痰,定搐止痉
    E. 化痰通络,活血止痛

23. 桑杏汤主治
    A. 温燥犯肺型咳嗽
    B. 凉燥犯肺型咳嗽
    C. 风邪犯肺型咳嗽
    D. 风热犯肺型咳嗽
    E. 风寒犯肺型咳喘

24. 阳明温病,津亏便秘者,治当首选
    A. 济川煎
    B. 增液汤
    C. 麦门冬汤
    D. 麻子仁丸
    E. 地黄饮子

25. 麦门冬汤中体现培土生金的药物是
    A. 白术、茯苓
    B. 山药、甘草
    C. 粳米、大枣
    D. 人参、大枣
    E. 白术、甘草

26. 下列除哪项外,均属于八正散的药物组成
    A. 大黄、炙甘草
    B. 瞿麦、萹蓄
    C. 木通、栀子仁
    D. 茯苓、猪苓
    E. 滑石、车前子

27. 胸痛常表现为呼吸时加重,屏气时消失的疾病是
    A. 肋间神经痛
    B. 支气管肺癌
    C. 食管癌
    D. 急性心肌梗死
    E. 干性胸膜炎

28. 可见干性咳嗽的疾病是
    A. 肺脓肿
    B. 肺炎
    C. 慢性支气管炎
    D. 慢性咽喉炎
    E. 胸膜炎

29. 可引起吸气性呼吸困难的疾病是
    A. 气管肿瘤
    B. 慢性阻塞性肺气肿
    C. 支气管哮喘
    D. 气胸
    E. 压迫性肺不张

30. 下列疾病,多表现为下垂性水肿的是
    A. 肾小球肾炎
    B. 肝硬化
    C. 右心衰竭
    D. 血管神经性水肿
    E. 甲状腺功能减退症

31. 符合溶血性黄疸表现的是
    A. 网织红细胞减少
    B. 尿中尿胆原减少
    C. 尿中有胆红素
    D. 大便色浅
    E. 结合胆红素与总胆红素比值<20%

32. 触诊肠管或索条状包块最适用的是

A. 浅部滑行触诊法
B. 深部滑行触诊法
C. 深压触诊法
D. 双手触诊法
E. 冲击触诊法

33. 正常成人腋测法的体温范围是
   A. 36～37℃
   B. 36.2～37℃
   C. 36.2～37.2℃
   D. 36.4～37.4℃
   E. 36.5～37.5℃

34. 长期服用肾上腺糖皮质激素的患者会出现的面容是
   A. 黏液性水肿面容
   B. 满月面容
   C. 二尖瓣面容
   D. 无欲貌
   E. 苦笑面容

35. 胃癌常引起淋巴结转移的部位是
   A. 颈部
   B. 左锁骨上窝
   C. 右锁骨上窝
   D. 腋窝
   E. 滑车上

36. 下列各项,叩诊不出现浊音的是
   A. 胸壁水肿
   B. 肺空洞
   C. 肺不张
   D. 胸膜肥厚粘连
   E. 胸腔积液

37. 下列各项,不出现胸壁压痛的是
   A. 肋间神经炎
   B. 肋骨骨折
   C. 肋软骨炎

D. 胸壁带状疱疹
E. 胸膜炎

38. 下列各项,可引起心尖区出现舒张期震颤的是
   A. 二尖瓣狭窄
   B. 主动脉瓣狭窄
   C. 肺动脉瓣狭窄
   D. 室间隔缺损
   E. 动脉导管未闭

39. 空腹听诊,可出现振水音的疾病是
   A. 肝硬化腹水
   B. 结核性腹膜炎
   C. 急性肠炎
   D. 幽门梗阻
   E. 肾病综合征

40. 下列最能提示腹膜炎存在的体征是
   A. 肠鸣音减弱
   B. 叩出移动性浊音
   C. 腹部压痛
   D. 腹部触及肿块
   E. 反跳痛

41. 急性病毒性肝炎时明显增高的酶是
   A. 肌酸激酶(CK)
   B. 乳酸脱氢酶(LDH)
   C. 碱性磷酸酶(ALP)
   D. 天门冬氨酸氨基转移酶(AST)
   E. 丙氨酸氨基转移酶(ALT)

42. 提示病毒复制、传染性强、持续阳性,表明肝细胞损害较重,且可转为慢性乙型肝炎的指标是
   A. HBsAg
   B. HBeAg
   C. HBcAg
   D. 抗-HBs

E. 抗-HBc

43. 引起尿淀粉酶明显增高的疾病是
   A. 急性胆囊炎
   B. 胰腺癌
   C. 流行性腮腺炎
   D. 急性胃肠炎
   E. 急性胰腺炎

44. 引起脓尿和菌尿的疾病是
   A. 急性肾小球肾炎
   B. 丝虫病
   C. 肾结石
   D. 肾盂肾炎
   E. 恶性疟疾

45. 渗出液的特点是
   A. 外观淡黄色
   B. 不能自凝
   C. 比重<1.018
   D. 黏蛋白定性阳性
   E. 无致病菌

46. 反映左、右心房电激动过程的是
   A. P波
   B. PR段
   C. QRS波群
   D. ST段
   E. T波

47. 慢性冠状动脉供血不足的心电图表现是
   A. 频发早搏
   B. ST段明显下降,T波倒置
   C. ST段上抬
   D. 病理性Q波
   E. 窦性心动过缓

48. 下列关于阵发性房性心动过速的心电图特点描述,正确的是

   A. 连续3个以上的房性早搏
   B. 心率140~160次/分
   C. 心律整齐
   D. QRS波形正常
   E. ST段可下移,T波倒置

49. 下列关于MRI诊断的临床应用的描述,错误的是
   A. MRI检查具有无X线辐射、无痛苦、无骨性伪影的特点
   B. MRI具有高度的软组织分辨能力
   C. MRI对肺癌的早期发现和诊断有重要意义
   D. MRI对钙化与颅骨病变的诊断能力较差
   E. MRI检查时间长,容易产生运动伪影

50. COPD患者长期家庭氧疗的氧流量是
   A. 0.5~1L/min
   B. 1~2L/min
   C. 1.5~2.5L/min
   D. 2~3L/min
   E. 3.5~4.5L/min

51. 慢性肺源性心脏病最常见的并发症是
   A. 肺性脑病
   B. 心律失常
   C. 酸碱失衡
   D. 消化道出血
   E. 肾衰竭

52. 对化疗最敏感的肺癌组织学类型是
   A. 鳞状上皮细胞癌
   B. 类癌
   C. 腺癌
   D. 小细胞肺癌
   E. 大细胞肺癌

53. 慢性左心衰竭患者的体征中,最有诊断价值的是

A. 第一心音低钝
B. 肺动脉瓣区第二心音亢进
C. 心率增快
D. 心脏扩大
E. 舒张期奔马律

54. 治疗洋地黄中毒引起的频发室性早搏,应首选的药物是
   A. 苯妥英钠
   B. 利多卡因
   C. 阿托品
   D. 美托洛尔
   E. 奎尼丁

55. 室性心动过速的特征性心电图改变是
   A. 房室分离
   B. QRS波群宽大畸形
   C. RR间期不规则
   D. P波频率小于R波频率
   E. 心室夺获和室性融合波

56. 血管紧张素转换酶抑制剂的适应证是
   A. 高血压伴心力衰竭
   B. 轻、中度高血压
   C. 高血压合并心绞痛
   D. 老年高血压
   E. 糖尿病

57. 慢性胃炎最主要的病因是
   A. 自身免疫反应
   B. 十二指肠液反流
   C. 遗传因素
   D. 饮食因素
   E. 幽门螺杆菌感染

58. 消化性溃疡患者需紧急手术治疗的并发症是
   A. 急性胃穿孔
   B. 幽门梗阻

C. 可疑癌变
D. 上消化道出血
E. 恶性贫血

59. 诊断溃疡性结肠炎最重要的手段是
   A. 血沉检查
   B. 免疫指标检查
   C. 粪便检查
   D. X线钡剂造影
   E. 结肠镜检查

60. 肾盂肾炎最常见的感染途径是
   A. 上行感染
   B. 血行感染
   C. 淋巴道感染
   D. 直接感染
   E. 局部浸润

61. 下列各项,治疗缺铁性贫血最重要的措施是
   A. 病因治疗
   B. 口服铁剂
   C. 肌注铁剂
   D. 输红细胞悬液
   E. 进食富含铁的食物

62. 不属于急性再生障碍性贫血的主要临床表现的是
   A. 出血
   B. 感染
   C. 发热
   D. 贫血
   E. 脾肿大

63. 特发性血小板减少性紫癜的主要病因是
   A. 感染
   B. 骨髓巨核细胞成熟障碍
   C. 脾功能亢进
   D. 免疫因素

E. 肝脾作用

64. 甲亢危象的主要临床表现是
   A. 心率加快,血压高,头晕、头痛
   B. 心率>160次/分,体温>39℃,腹泻
   C. 心悸,气促,呕吐,腹泻
   D. 发绀,鼻翼扇动,心悸,出汗
   E. 面色苍白,四肢厥冷,呼吸困难

65. 对1型和2型糖尿病的鉴别最有意义的是
   A. 年龄
   B. 体重
   C. 有无自发性酮症倾向
   D. 有无明显的"三多一少"症状
   E. 并发症的多少与严重程度

66. 需在进餐时服用的口服降糖药是
   A. 二甲双胍
   B. 格列本脲
   C. 阿卡波糖
   D. 吡格列酮
   E. 瑞格列奈

67. 类风湿关节炎最常检查的部位是
   A. 双侧踝关节
   B. 双侧腕关节、掌指关节
   C. 双侧膝关节
   D. 双侧肘关节
   E. 双侧肩关节

68. 癫痫大发作的表现是
   A. 短暂意识丧失,昏睡
   B. 意识丧失,四肢强直、阵挛,昏睡
   C. 单侧肢体抽动
   D. 躁动,乱语
   E. 发作性四肢抽搐

69. 早期判断心搏骤停的最佳指标是
   A. 瞳孔突然扩大

B. 颈动脉和股动脉搏动消失
C. 呼吸停止
D. 意识丧失
E. 血压测不到

70. 现代医学模式是指
   A. 生物-心理-社会医学模式
   B. 生物医学模式
   C. 高新技术医学模式
   D. 整体医学模式
   E. 分子医学模式

71. 关于患者享有平等医疗权利的表述中,错误的是
   A. 公民享有生命健康权
   B. 对所有患者应一视同仁
   C. 患者的需求应得到完全满足
   D. 患者享有的医疗保健权在实现时是受条件限制的
   E. 应满足患者的合理需求

72. 患者的知情同意权主要体现在
   A. 了解医生的技术水平
   B. 了解自己健康的状况
   C. 了解医生的主要诊治手段
   D. 了解医院的各项规章制度
   E. 了解自己承担的社会责任

73. 临床诊断工作的道德要求中中医四诊的道德要求首先是
   A. 安神定志
   B. 知情同意
   C. 认真负责
   D. 审慎保密
   E. 实事求是

74. 医学科研中的人体试验必须坚持
   A. 使受试者的疾病得到治疗
   B. 使受试者获得经济利益

C. 必须使受试者知情同意

D. 要保证受试者的绝对安全

E. 要保证受试者无任何不适

75. 根据美国哈佛医学院提出的"脑死亡"概念,不能确诊"脑死亡"的条件是

A. 自主运动和自主呼吸消失

B. 对外部刺激和内部需求毫无知觉和反应

C. 体温低于32.2℃或服用中枢抑制药物者

D. 脑电波平直或等电位

E. 诱导反射消失

A2型题(76~95题)

答题说明

每一道试题是以一个小案例出现的,其下面都有A、B、C、D、E五个备选答案。请从中选择一个最佳答案,并在答题卡上将相应题号的相应字母所属的方框涂黑。

76. 患者,男,60岁。慢性支气管炎病史20年。近半年活动后心悸、气短。查体:有肺气肿体征,两肺散在干、湿啰音,剑突下可见心尖搏动,肺动脉瓣区第二心音亢进。应首先考虑

A. 冠心病

B. 肺心病

C. 风心病

D. 高血压性心脏病

E. 心肌炎

77. 患者,男,26岁。淋雨后寒战,发热,咳嗽,咳铁锈色痰,胸痛。查体:口唇周围有单纯疱疹,叩诊右下肺轻度浊音,听诊呼吸音减弱。应首先考虑

A. 急性支气管炎

B. 肺结核

C. 急性肺脓肿

D. 肺炎链球菌肺炎

E. 病毒性肺炎

78. 患者,男,50岁。咳嗽2个月,痰中带血,无发热,抗感染治疗效果不明显,3次X线检查均提示右肺中叶炎症。应首先考虑

A. 肺炎链球菌肺炎

B. 病毒性肺炎

C. 支气管扩张症

D. 肺结核

E. 肺癌

79. 患者,女,54岁。发现二尖瓣狭窄20年,夜间阵发性呼吸困难10年,下肢水肿、腹胀、右上腹胀痛半年。1周前开始咳嗽,咳黄痰,需高枕卧位。查体:颈静脉怒张,双肺底有少量湿啰音,肝肋下2指,质中,压痛,下肢凹陷性水肿。其诊断最可能是

A. 左心功能不全

B. 右心功能不全

C. 全心衰竭

D. 心功能Ⅲ级

E. 心功能Ⅱ级

80. 患者,男,65岁。突感上腹部剧烈疼痛,含服硝酸甘油片,未能缓解。查体:面色青白,血压80/60mmHg,心率140次/分,心肺听诊无异常,腹平软,无压痛、反跳痛,肠鸣音存在。应首先考虑

A. 胃痉挛

B. 胃穿孔

C. 急性胰腺炎

D. 心绞痛

E. 心肌梗死

81. 患者,男,66岁。3年来经常心悸,气短。

查体:心尖搏动稍向左下移位,心浊音界稍向左下扩大,心尖部听诊可闻及3/6级以上粗糙的收缩期吹风样杂音及舒张期隆隆样杂音。应首先考虑

A. 单纯二尖瓣狭窄
B. 单纯二尖瓣关闭不全
C. 二尖瓣狭窄及二尖瓣关闭不全
D. 主动脉瓣狭窄
E. 主动脉瓣关闭不全

82. 患者,女,55岁。头昏7年,血压180/100mmHg,心率73次/分。心电图:一度房室传导阻滞。治疗宜选用

A. 地尔硫?
B. 维拉帕米
C. 美托洛尔
D. 卡托普利
E. 普萘洛尔

83. 患者,男,40岁。确诊高血压病3年,无自觉症状。检查:血压160/95mmHg,尿常规无异常,心电图及X线显示左心室肥大。应首先考虑的是

A. 高血压病1级
B. 高血压病2级
C. 高血压病3级
D. 急进性高血压
E. 高血压脑病

84. 患者,男,34岁。上腹部不适、疼痛1月余,以饭前、夜间疼痛为著,饭后可缓解。上消化道造影检查发现下列哪种征象可诊断为十二指肠球部溃疡

A. 十二指肠球部龛影
B. 十二指肠球部出现激惹征
C. 局部压痛
D. 胃窦部痉挛、黏膜增粗
E. 胃液增多

85. 患者,男,58岁。肝硬化腹腔积液,24小时尿钠110mmol(正常值130~261mmol),24小时尿钾117mmol(正常值51~102mmol)。选用哪种利尿剂较好

A. 氢氯噻嗪(双氢克尿噻)
B. 依他尼酸
C. 螺内酯(安体舒通)
D. 氯噻酮
E. 呋塞米(速尿)

86. 患者,男,40岁。乙肝病史10年,近2个月右上腹胀痛加重。查体:面部有蜘蛛痣,右上腹压痛,肝肋缘下3cm,质硬。实验室检查:ALT 40U,HBsAg(+),AFP 500μg/L。应首先考虑

A. 慢性乙肝活动期
B. 乙肝合并肝硬化
C. 乙肝合并胆囊炎
D. 原发性肝癌
E. 继发性肝癌

87. 患者,女,42岁。反复低热、腰酸3年,夜尿增多6个月,多次尿培养提示有大肠杆菌。尿常规:蛋白1.1g/L,红细胞4~5/HP。确诊慢性肾盂肾炎较可靠的方法是

A. 磁共振成像
B. 中段尿培养
C. 静脉肾盂造影
D. 尿素氮、肌酐检测
E. 肾CT扫描

88. 患者,女,26岁。突发尿痛、尿频、尿急,腹痛半天。查体:肾区无叩痛。尿中白细胞(++),细菌培养为大肠杆菌。其诊断是

A. 急性肾盂肾炎
B. 肾结核
C. 急性膀胱炎
D. 肾结石
E. 慢性肾炎

89. 患者,女,20岁。皮肤反复出现紫斑1年。查体:肝、脾不大,轻度贫血。血小板 $60 \times 10^9/L$,骨髓颗粒型巨核细胞比例增加。其诊断是
   A. 急性白血病
   B. 再生障碍性贫血
   C. 脾功能亢进
   D. 过敏性紫癜
   E. 特发性血小板减少性紫癜

90. 患者,男,24岁。头痛、头晕1个月,高热、鼻出血1周。查体:浅表淋巴结不大,肝可及边,脾未及。血象:红细胞 $1.8 \times 10^{12}/L$,白细胞 $3.5 \times 10^9/L$,血小板 $20 \times 10^9/L$;骨髓象:红系和粒系各阶段比例大致正常,未见巨核细胞。最可能的诊断是
   A. 阵发性睡眠性血红蛋白尿
   B. 急性白血病
   C. 再生障碍性贫血
   D. 粒细胞减少
   E. 败血症

91. 患者,女,19岁。弛张热7天,2天来两侧面颊部出现对称性、水肿性红斑,指端及甲周有红斑。血常规:血红蛋白90g/L,白细胞 $3.4 \times 10^9/L$;尿常规:蛋白(+++),管型0~2/HP,ANA(+)。应首选的治疗是
   A. 血浆置换
   B. 泼尼松
   C. 氯喹
   D. 环磷酰胺
   E. 阿司匹林

92. 患者,女,55岁。体重76kg,身高160cm,确诊为2型糖尿病。经饮食治疗和运动锻炼,2个月后空腹血糖8.8mmol/L,餐后2小时血糖13.0mmol/L。进一步治疗应选择
   A. 加用磺脲类降血糖药物
   B. 加用双胍类降血糖药物
   C. 加用胰岛素治疗
   D. 加用口服降血糖药和胰岛素
   E. 维持原饮食治疗和运动锻炼

93. 患者,男,28岁。癫痫病史3年,发作时突然意识丧失,对称性、节律性四肢抽动,瞳孔扩大,随之逐渐恢复,持续5~10分钟。其癫痫发作最可能的类型是
   A. 部分运动性发作
   B. 复杂部分性发作
   C. 失神发作
   D. 全面性强直-阵挛发作
   E. 癫痫持续状态

94. 患者,男,66岁。情绪激动后突然剧烈头痛、头晕、呕吐,随之出现"三偏征",伴瞳孔缩小、对光反射消失。若诊断为脑出血,则其最可能的出血部位是
   A. 壳核出血
   B. 丘脑出血
   C. 脑桥出血
   D. 小脑出血
   E. 脑叶出血

95. 患者,男,56岁。因煤气外溢中毒昏迷,被送到医院。此时最有效的抢救措施是
   A. 鼻导管吸氧
   B. 高压氧治疗
   C. 亚冬眠治疗
   D. 血液透析
   E. 20%甘露醇快速静脉滴注

A3 型题(96~110 题)

答题说明

以下提供若干个案例,每个案例下设 3 道考题。请根据题干所提供的信息,在每一道考题下面的 A、B、C、D、E 五个备选答案中选择一个最佳答案,并在答题卡上将相应题号的相应字母所属的方框涂黑。

(96~98 题共用题干)

患者,男,36 岁。平素体健,淋雨后发热、咳嗽 2 天,右上腹痛伴气急、恶心 1 天。查体:体温 39℃。检查:白细胞 10.8×10^9/L,中性粒细胞 80%;胸部 X 线片:大片状浓淡不均、密度增高的阴影。

96. 除考虑急腹症外,还应重点鉴别的疾病是
   A. 自发性气胸
   B. 肺梗死
   C. 肺炎链球菌肺炎
   D. 肺结核
   E. 膈神经麻痹

97. 查体应注意有无
   A. 右上腹肌紧张
   B. 上腹部压痛
   C. 肺肝界改变
   D. 肺部湿啰音
   E. 肠鸣音

98. 治疗应首选的药物是
   A. 解热镇痛药
   B. 庆大霉素
   C. 苄星青霉素
   D. 头孢他啶
   E. 胃肠解痉剂

(99~101 题共用题干)

患者,男,23 岁。间断脓血便 2 年,大便成形或糊状,每日 1~3 次,有时里急后重,抗生素治疗无效。

99. 该患者最可能的诊断是
   A. 溃疡性结肠炎
   B. Crohn 病
   C. 慢性细菌性痢疾
   D. 肠结核

   E. 阿米巴肠炎

100. 为明确诊断,最有意义的检查是
   A. 大便培养
   B. 大便常规检查
   C. 大便隐血检查
   D. 肠道钡剂造影检查
   E. 结肠镜检查

101. 治疗中不宜先考虑应用
   A. 柳氮磺胺吡啶
   B. 5-氨基水杨酸
   C. 灭滴灵
   D. 痢特灵
   E. 强的松

(102~104 题共用题干)

患者,女,59 岁。乏力伴心悸、多汗、手颤、易饿 3 个月,脾气暴躁,每天大便 4~5 次,不成形,体重下降 6.0kg。查体:甲状腺Ⅱ度肿大、质软,心率 110 次/分,律齐,心音有力。

102. 该患者最可能的诊断是
   A. 1 型糖尿病
   B. 溃疡性结肠炎
   C. 2 型糖尿病
   D. 更年期综合征
   E. 甲状腺功能亢进症

103. 目前确定诊断的主要检查项目是
   A. 口服葡萄糖耐量试验
   B. 结肠镜检查
   C. 胰岛素释放试验
   D. 甲状腺摄^{131}I 率
   E. 甲状腺功能测定

104. 该患者适宜的治疗是
   A. 胰岛素
   B. 抗甲状腺药物

C. 口服泼尼松

D. ^{131}I 治疗

E. 口服降血糖药

(105~107题共用题干)

患者,女,29岁。近3个月中度发热,全身肌痛,四肢关节肿痛,口腔溃疡。尿常规:红细胞(+),蛋白(++)。

105. 免疫学检查最可能出现的抗体是

　　A. 抗核抗体

　　B. 类风湿因子

　　C. 抗 Scl-70 抗体

　　D. 结核抗体

　　E. 抗中性粒细胞胞浆抗体

106. 该患者最可能的诊断是

　　A. 类风湿关节炎

　　B. 败血症

　　C. 皮肌炎

　　D. 系统性红斑狼疮

　　E. 肾盂肾炎

107. 为缓解病情,首选的药物是

　　A. 抗生素

　　B. 糖皮质激素

　　C. 非甾体抗炎药

　　D. 镇痛药

　　E. 红霉素

(108~110共用题干)

患者,女,42岁。3小时前劳动中突感全头剧痛,难以忍受,伴恶心,喷射性呕吐数次。入院查体:神清言明,颅神经正常,四肢肌力5级,脑膜刺激征(+)。头颅 CT:左脑外侧裂池可疑高密度影。

108. 该患者最可能的诊断是

　　A. 脑出血

　　B. 脑血栓

　　C. 蛛网膜下腔出血

　　D. 血管性头痛

　　E. 脑梗死

109. 为明确诊断,最确切的检查方法是

　　A. 脑电图

　　B. 头颅 CT 增强扫描

　　C. 腰椎穿刺

　　D. 头颅 DSA

　　E. 脑血管造影

110. 下列哪项治疗原则不妥

　　A. 控制出血

　　B. 防治继发性脑血管痉挛

　　C. 去除病因

　　D. 防止复发

　　E. 持续降颅内压,防止脑积水

B1型题(111~150题)

答题说明

以下提供若干组考题,每组考题共用在考题前列出的 A、B、C、D、E 五个备选答案。请从中选择一个最佳答案,并在答题卡上将相应题号的相应字母所属的方框涂黑。某个备选答案可能被选择一次、多次或不被选择。

　　A. 芒硝、桃仁

　　B. 枳实、芒硝

　　C. 芍药、杏仁

　　D. 大黄、桃仁

　　E. 芒硝、杏仁

111. 大承气汤的组成药物中含有

112. 麻子仁丸的组成药物中含有

　　A. 白虎汤

　　B. 清营汤

　　C. 犀角地黄汤

　　D. 当归六黄汤

E. 白虎加人参汤

113. 身热夜甚,神烦少寐,时有谵语,脉数,舌绛而干者。治宜选用

114. 发热盗汗,面赤心烦,口干唇燥,大便干结,小便黄赤,舌红苔黄,脉数者。治宜选用

A. 阴虚火旺,骨蒸盗汗者
B. 虚火灼金,咳嗽咯血者
C. 气阴两伤,久咳自汗者
D. 疮疡溃后,久不收口者
E. 虚劳肺痿,干咳无痰者

115. 百合固金汤适用于
116. 生脉散适用于

A. 补气摄血
B. 养血安神
C. 养血调经
D. 滋阴清热
E. 益气升阳

117. 固冲汤和归脾汤均具有的治疗作用是
118. 归脾汤和天王补心丹均具有的治疗作用是

A. 生化汤
B. 温经汤
C. 失笑散
D. 丹参饮
E. 桂枝茯苓丸

119. 具有养血祛瘀、温经止痛功用的方剂是
120. 具有活血祛瘀、散结止痛功用的方剂是

A. 甘草、白术
B. 川芎、蔓荆子
C. 防风、当归
D. 当归、桂枝

E. 桂枝、茯苓

121. 羌活胜湿汤的组成药物中含有
122. 独活寄生汤的组成药物中含有

A. 舟车丸
B. 保和丸
C. 枳实消痞丸
D. 木香槟榔丸
E. 枳实导滞丸

123. 具有消导化积、清热祛湿功用的方剂是
124. 具有行气导滞、攻积泄热功用的方剂

A. 苦笑面容
B. 伤寒面容
C. 甲亢面容
D. 二尖瓣面容
E. 慢性病面容

125. 消瘦,两眼球突出,兴奋不安,呈惊恐貌,多见于
126. 两颧紫红,口唇发绀,多见于

A. 脉搏短绌
B. 水冲脉
C. 奇脉
D. 颈静脉搏动
E. 交替脉

127. 主动脉瓣关闭不全,多表现为
128. 缩窄性心包炎,多表现为

A. 血红蛋白S病
B. 缺铁性贫血
C. 乙醇中毒
D. 骨髓纤维化
E. 自身免疫性溶血性贫血

129. 出现球形红细胞的疾病是
130. 出现镰形红细胞的疾病是

A. 红细胞管型
B. 白细胞管型
C. 上皮细胞管型
D. 透明管型
E. 蜡样管型

131. 正常人尿中可以偶见的管型是
132. 主要见于肾盂肾炎的管型是

A. P 波
B. QRS 波群
C. ST 段
D. T 波
E. QT 间期

133. 代表心室除极和复极总时间的是
134. 代表心房除极波形的是

A. 黏膜皱襞呈蚯蚓状或串珠状充盈缺损
B. 食管下端鸟嘴样、漏斗状狭窄,狭窄下缘光滑
C. 黏膜皱襞消失、中断,管壁僵硬
D. 食管内高密度影
E. 食管贲门口上移,在膈上

135. 食管癌的 X 线钡剂造影表现是
136. 食管静脉曲张的 X 线钡剂造影表现是

A. 铁锈色痰
B. 白色黏痰
C. 棕红色痰
D. 灰白色浆液痰
E. 粉红色泡沫痰

137. 肺炎链球菌肺炎典型的痰液性状是
138. 急性心力衰竭典型的痰液性状是

A. 苯妥英钠
B. 洋地黄

C. 腺苷
D. 维拉帕米
E. 利多卡因

139. 室上性心动过速的首选药物是
140. 室性心动过速的首选药物是

A. 感染
B. 尿路梗阻
C. 妊娠
D. 重症肝病
E. 糖尿病

141. 慢性肾炎急性发作最常见的诱因是
142. 尿路感染最重要的易患因素是

A. 甘露醇
B. 低分子肝素
C. 巴曲酶
D. 阿司匹林
E. 组织型纤溶酶原激活剂

143. 治疗脑梗死,具有抗凝作用的药物是
144. 治疗脑梗死,具有降纤作用的药物是

A. 流泪、流涎
B. 瞳孔扩大
C. 呼吸浅缓
D. 心动过速
E. 四肢强直性痉挛

145. 属于急性有机磷杀虫药中毒毒蕈碱样症状的是
146. 属于急性有机磷杀虫药中毒烟碱样症状的是

A. 医学关系中的主体在道义上应享有的权利和利益
B. 医学关系中的主体在道义上应履行的职责和使命

C. 医学关系中的主体对应尽义务的自我认识和自我评价的能力
D. 医学关系中的主体因履行道德职责受到褒奖而产生的自我赞赏
E. 医学关系中的主体在医疗活动中对自己和他人关系的内心体验和感受

147. 作为医学伦理学基本范畴的良心是指
148. 作为医学伦理学基本范畴的情感是指

A. 尊重患者的人格
B. 精诚团结，密切协作
C. 分秒必争，全力以赴
D. 具有无私奉献精神
E. 保守隐私和秘密

149. 上述各项中符合急诊科道德要求的是
150. 上述各项中符合传染科道德要求的是

A1型题(1~55题)

答题说明

每一道试题下面有 A、B、C、D、E 五个备选答案。请从中选择一个最佳答案,并在答题卡上将相应题号的相应字母所属的方框涂黑。

1. 哮证发作期的主要病机是
   A. 外邪侵袭,肺失宣降
   B. 肺失宣肃,肺气上逆
   C. 痰气搏结,气道被阻
   D. 邪袭于肺,肺气不利
   E. 肺脏虚弱,气失所主

2. 除下列哪项外,均为喘证的特征
   A. 呼吸困难
   B. 张口抬肩
   C. 胸高胀满
   D. 鼻翼扇动
   E. 不能平卧

3. 肺胀的病理因素是
   A. 痰浊、水饮、外邪
   B. 痰浊、外邪、血瘀
   C. 痰浊、水饮、血瘀
   D. 痰浊、气滞、血瘀
   E. 痰浊、水饮、气滞

4. 治疗肺痿虚寒证,应首选的方剂是
   A. 麻黄升麻汤
   B. 甘草干姜汤
   C. 清燥救肺汤
   D. 七味都气丸
   E. 麦门冬汤

5. 下列选项中,属于胸痹主症的是
   A. 胸部闷痛,甚则胸痛彻背,休息或用药后可缓解
   B. 自觉心中悸动不安,心搏异常
   C. 咳嗽,胸痛,脓血痰
   D. 胸胁胀痛,持续不解,多伴有咳唾
   E. 心下有气攻冲作痛

6. 治疗狂证痰热瘀结证,应首选
   A. 顺气导痰汤
   B. 越鞠丸
   C. 生铁落饮
   D. 琥珀养心丹
   E. 癫狂梦醒汤

7. 除下列哪项外,均是中风脱证的临床表现
   A. 突然昏仆,不省人事
   B. 目合口开,汗多不止
   C. 手撒肢冷,二便自遗
   D. 肢体强痉
   E. 舌痿,脉微欲绝

8. 风痰瘀阻之痫病的治法是
   A. 涤痰息风,开窍定痫
   B. 清肝泻火,化痰开窍
   C. 涤痰开窍,化瘀通络
   D. 息风开窍,化痰定志
   E. 化痰通络,镇心安神

9. 胃痛属寒邪客胃者,其治法是
   A. 散寒止痛
   B. 消食导滞
   C. 疏肝理气
   D. 活血化瘀
   E. 温中健脾

10. 下列哪项不是脾胃虚寒型呕吐的症状
    A. 饮食稍不慎即呕吐
    B. 朝食暮吐
    C. 面色白

D. 四肢不温

E. 呕吐时作时止

11. 治疗噎膈痰气交阻证,应首选
   A. 通幽汤
   B. 丁香散
   C. 启膈散
   D. 通关散
   E. 四七汤

12. 腹痛的基本病机是
   A. 肝脾不和,胃气郁滞
   B. 肝气郁结,胃失和降
   C. 肝脾湿热,络脉不和
   D. 脏腑失和,气血不畅
   E. 脾胃失和,瘀血阻滞

13. 治疗腹痛湿热壅滞证,应首选的方剂是
   A. 大承气汤
   B. 龙胆泻肝汤
   C. 清中汤
   D. 枳实导滞丸
   E. 泻心汤合连朴饮

14. 气秘的证机概要是
   A. 脾肺气虚,传送无力
   B. 肝脾气滞,腑气不通
   C. 阴津不足,肠失濡润
   D. 阳气虚衰,阴寒凝结
   E. 阴寒内盛,凝滞胃肠

15. 下列哪项不属于阳黄与阴黄的鉴别要点
   A. 小便黄与不黄
   B. 病程较长与较短
   C. 黄疸鲜明与晦暗
   D. 热证与寒证
   E. 虚证与实证

16. 正疟的临床特征是
   A. 但寒不热,休作有时
   B. 但热不寒,休作无时
   C. 寒热往来,休作无时
   D. 寒战壮热,休作有时
   E. 寒战壮热,休作无时

17. 黄疸最具特征的表现是
   A. 面黄
   B. 目黄
   C. 小便黄
   D. 恶心纳呆
   E. 腹胀呕吐

18. 鼓胀的病位在
   A. 肺、脾、肾
   B. 心、脾、肾
   C. 肝、脾、肾
   D. 心、肝、肾
   E. 心、肺、肾

19. 治疗水肿湿热壅盛证,应首选的方剂是
   A. 疏凿饮子
   B. 木防己汤
   C. 舟车丸
   D. 己椒苈黄丸
   E. 八正散

20. 下列哪项不是阳水的特点
   A. 多夹风邪
   B. 起病急,病程短
   C. 皮肤光亮而薄
   D. 按之凹陷难复
   E. 头面先肿

21. 治疗淋证之劳淋,应首选的方剂是
   A. 左归丸
   B. 右归丸
   C. 八正散
   D. 知柏地黄丸

E. 无比山药丸

22. 以小腹胀满疼痛、小便涩滞、淋沥不宣为特征的病证是
   A. 热淋
   B. 血淋
   C. 石淋
   D. 气淋
   E. 劳淋

23. 癃闭的病位虽在膀胱,但与其关系密切的脏腑还有
   A. 肺、脾、肾、三焦
   B. 肺、肾、胃、三焦
   C. 肝、脾、肾、小肠
   D. 肺、脾、胃、三焦
   E. 肺、脾、肝、小肠

24. 关格的治疗原则是
   A. 化湿降浊
   B. 活血化瘀
   C. 利尿止呕
   D. 补益脾肾
   E. 攻补兼施

25. 郁证之梅核气与噎膈的鉴别要点是
   A. 患者的年龄与性别
   B. 有无咽喉阻塞感
   C. 有无吞咽困难
   D. 有无咽干、灼热、咽痒
   E. 有无长期吸烟、饮酒史

26. 治疗尿血肾气不固证,应首选的方剂是
   A. 六味地黄丸
   B. 十灰散
   C. 春泽汤
   D. 保真汤
   E. 无比山药丸

27. 按痰饮停积的部位分类,饮留胃肠的是
   A. 痰饮
   B. 支饮
   C. 溢饮
   D. 悬饮
   E. 伏饮

28. 治疗支饮寒饮伏肺证,应首选的方剂是
   A. 柴枳半夏汤
   B. 小青龙汤
   C. 香附旋覆花汤
   D. 甘遂半夏汤
   E. 金匮肾气丸

29. 治疗内伤发热阴虚发热证,应首选的方剂是
   A. 清营汤
   B. 清骨散
   C. 归脾汤
   D. 补中益气汤
   E. 青蒿鳖甲汤

30. 治疗虚劳心阳虚证,应首选的方剂是
   A. 桂枝甘草汤
   B. 苓桂术甘汤
   C. 保元汤
   D. 炙甘草汤
   E. 人参养荣丸

31. 下列各项,不属于痹证病理因素的是
   A. 风邪
   B. 湿邪
   C. 寒邪
   D. 热邪
   E. 燥邪

32. 治疗痿证肺热津伤证,应首选的方剂是
   A. 加味二妙散
   B. 清金化痰汤

C. 补中益气汤
D. 圣愈汤
E. 清燥救肺汤

33. 下列各项,不属于寒湿腰痛主症特点的是
    A. 腰部冷痛重着
    B. 腰部转侧不利
    C. 静卧腰痛减轻
    D. 寒冷和阴雨天则加重
    E. 脉沉而迟缓

34. 十二经别是指
    A. 十二正经离、入、出、合的别行部分
    B. 十二正经离、合、出、入的别行部分
    C. 十二正经离、出、入、合的别行部分
    D. 十二正经离、出、合、入的别行部分
    E. 十二正经出、离、合、入的别行部分

35. "连舌本,散舌下"的经脉是
    A. 足厥阴肝经
    B. 足少阴肾经
    C. 足太阴脾经
    D. 足阳明胃经
    E. 足少阳胆经

36. 犊鼻穴下3寸,胫骨前嵴旁开一横指是
    A. 上巨虚
    B. 下巨虚
    C. 光明
    D. 足三里
    E. 地机

37. 按"经脉所过,主治所及"的理论,颠顶痛宜选用
    A. 太冲
    B. 列缺
    C. 足临泣
    D. 后溪
    E. 内庭

38. 下列各项,不属于八会穴的是
    A. 章门、中脘
    B. 大杼、膈俞
    C. 太冲、合谷
    D. 绝骨、阳陵泉
    E. 膻中、太渊

39. 大腿外侧正中,髌底上7寸是
    A. 伏兔
    B. 风市
    C. 梁丘
    D. 髀关
    E. 承扶

40. 主治虚脱、肠鸣腹痛、泄泻等症的腧穴是
    A. 天枢
    B. 神阙
    C. 中极
    D. 中脘
    E. 百会

41. 下列各项,不属于络穴的是
    A. 丰隆
    B. 飞扬
    C. 公孙
    D. 内关
    E. 太冲

42. 脾经中用于治疗妇科疾病的常用穴是
    A. 阴陵泉
    B. 地机
    C. 公孙
    D. 商丘
    E. 大横

43. 治疗目赤肿痛,应首选的腧穴是
    A. 大敦
    B. 丘墟
    C. 曲泉

D. 期门
E. 行间

44. 位于第2骶椎棘突下,旁开1.5寸的腧穴是
   A. 膀胱俞
   B. 中膂俞
   C. 白环俞
   D. 胞肓
   E. 小肠俞

45. 以下两穴间距不是0.5寸的是
   A. 风府至哑门
   B. 灵道至通里
   C. 气海至阴交
   D. 复溜至交信
   E. 条口至丰隆

46. 疾徐补泻手法中的泻法是
   A. 疾速刺入,多捻转,徐徐出针
   B. 疾速刺入,多捻转,快出针
   C. 疾速刺入,少捻转,快出针
   D. 徐徐刺入,多捻转,徐徐出针
   E. 疾速刺入,少捻转,徐徐出针

47. 下列部位除哪项以外都应禁止直接灸
   A. 眼睛
   B. 胸腹部
   C. 颜面部
   D. 浅表血管部
   E. 腋窝正中

48. 治疗周围性面瘫,应选择的头穴线是
   A. 顶颞前斜线
   B. 顶颞后斜线
   C. 顶旁2线
   D. 颞前线
   E. 颞后线

49. 下列各项,属于表里经配穴的是
   A. 咳嗽取尺泽、鱼际
   B. 感冒取列缺、合谷
   C. 膝痛取阳陵泉、阴陵泉
   D. 胃痛取中脘、内庭
   E. 痛经取地机、隐白

50. 治疗中风中脏腑闭证,除十二井穴外,还应主取的是
   A. 督脉、手厥阴经穴
   B. 任脉、手厥阴经穴
   C. 督脉、足厥阴经穴
   D. 任脉、足厥阴经穴
   E. 任脉、手足厥阴经穴

51. 治疗感冒的主穴是
   A. 列缺、合谷、肺俞、太渊、大椎
   B. 太渊、肺俞、合谷、鱼际、三阴交
   C. 列缺、合谷、大椎、太阳、风池
   D. 鱼际、尺泽、膻中、肺俞、定喘
   E. 尺泽、肺俞、膏肓、太溪、足三里

52. 针灸治疗阳痿除选取相应的背俞穴外,还可选取
   A. 任脉、足太阴经穴
   B. 督脉、足厥阴经穴
   C. 带脉、足少阴经穴
   D. 督脉、足太阴经穴
   E. 任脉、足少阴经穴

53. 针灸治疗缺乳,应选取的腧穴是
   A. 乳根、膻中、少泽
   B. 乳根、太冲、足三里
   C. 乳根、内关、期门
   D. 膻中、少泽、太冲
   E. 肝俞、膻中、少泽

54. 下列哪项不是治疗耳鸣、耳聋实证的主穴
   A. 翳风

B. 听会
C. 侠溪
D. 中渚
E. 下关

A. 手阳明大肠经
B. 手太阳小肠经
C. 足少阳胆经
D. 足阳明胃经
E. 手少阳三焦经

55. 与上牙痛关系最密切的经脉是

A2型题(56~91题)

答题说明
每一道试题是以一个小案例出现的,其下面都有 A、B、C、D、E 五个备选答案。请从中选择一个最佳答案,并在答题卡上将相应题号的相应字母所属的方框涂黑。

56. 患者,男,65岁。咳嗽40多年。近日症状加重,且出现神志恍惚,谵语,烦躁不安,咳逆喘促,咳痰不爽,继则嗜睡、昏迷、抽搐,舌质暗红,苔白腻,脉细滑数。其治法是
A. 豁痰息风定痫
B. 息风通络镇痉
C. 清热化痰开窍
D. 涤痰开窍息风
E. 豁痰顺气平肝

57. 患者,男,30岁。咳嗽气急,咳吐脓臭腥痰,壮热烦躁,胸闷而痛,转侧不利,口干咽燥,苔黄腻,脉滑数。治疗宜选
A. 大黄牡丹皮汤
B. 银翘散
C. 千金苇茎汤
D. 加味桔梗汤
E. 桔梗白散

58. 患者,男,36岁。症见喘促短气,言语无力,咳声低弱,自汗畏风,咽喉不利,口干面红,舌质淡红,脉细弱。应诊断为
A. 肺阴亏虚之喘证
B. 肺脾气虚之喘证
C. 肺气虚耗之喘证
D. 肺肾阴亏之喘证
E. 脾肾两虚之喘证

59. 患者,女,57岁。既往有肺胀病史15年。1周前,劳累后出现面浮,下肢肿,呼吸喘促难续,心悸,胸脘痞闷,尿少,怕冷,纳呆,舌苔白滑,脉沉细。治疗应首选
A. 济生肾气丸
B. 真武汤
C. 实脾饮
D. 参附汤
E. 金匮肾气丸

60. 患者,男,52岁。2年来心中悸动不安,眩晕,胸闷痞满,渴不欲饮,恶心,流涎,舌淡胖,苔白滑,脉沉细而滑。治疗应首选
A. 清气化痰丸
B. 归脾汤
C. 甘麦大枣汤
D. 黄连温胆汤
E. 苓桂术甘汤

61. 患者,女,63岁。胸痛发作1小时,胸闷痛,气短喘促,痰黄黏,形体肥胖,舌胖大,苔黄厚腻,脉滑数。治疗应首选
A. 栝蒌薤白半夏汤合涤痰汤
B. 小陷胸汤
C. 枳实薤白桂枝汤合当归四逆汤
D. 丹参饮
E. 苏合香丸

62. 患者,女,67岁。突然昏厥,喉有痰声,或呕吐涎沫,呼吸气粗,舌苔白腻,脉沉滑。治疗宜选
   A. 二陈汤
   B. 六磨汤
   C. 温胆汤
   D. 导痰汤
   E. 通幽汤

63. 患者,男,60岁。痢下赤白黏冻,白多赤少,腹痛,里急后重,饮食乏味,中脘饱闷,头身困重,舌淡,苔白腻,脉濡缓。其辨证是
   A. 寒湿痢
   B. 休息痢
   C. 噤口痢
   D. 虚寒痢
   E. 阴虚痢

64. 患者,男,40岁。3天前开始目黄身黄,其色鲜明,发热口渴,恶心呕吐,尿少便秘,苔黄腻,脉弦数。治疗应首选
   A. 茵陈五苓散
   B. 茵陈蒿汤
   C. 甘露消毒丹
   D. 茵陈术附汤
   E. 大柴胡汤

65. 患者,男,54岁。腹胀且痛,便秘纳呆,时有条状物聚起在腹部,重按则胀痛更甚,苔腻,脉弦滑。应诊断为
   A. 气结血瘀之积证
   B. 肝气夹痰之聚证
   C. 食滞痰阻之聚证
   D. 肝郁气滞之聚证
   E. 气郁血瘀之积证

66. 患者,女,68岁。腹大坚满,脘腹绷急,烦热口苦,渴不欲饮,小便赤涩,大便秘结,舌暗,苔黄腻,脉弦数。其治法是
   A. 清热化湿,理气利水
   B. 清肝泄热,通腑泻下
   C. 通阳利水,攻下逐水
   D. 理气化瘀,攻下逐水
   E. 清热利湿,攻下逐水

67. 患者,女,65岁。头胀痛如裂,发热恶风,口渴欲饮,便秘,溲黄,舌红,苔黄,脉浮数。治疗应首选的方剂是
   A. 川芎茶调散
   B. 龙胆泻肝汤
   C. 芎芷石膏汤
   D. 桑菊饮
   E. 天麻钩藤饮

68. 患者,男,34岁。近日发热,寒战时作,每日一发,热多寒少,汗出不畅,头痛,骨节酸痛,口渴引饮,便秘尿赤,舌红苔黄,脉弦数。其辨证是
   A. 温疟
   B. 正疟
   C. 寒疟
   D. 劳疟
   E. 疟母

69. 患者,男,50岁。素喜肥甘醇酒。昨日鼻衄,血色鲜红,口渴欲饮,鼻干,口干臭秽,烦躁,便秘,舌红苔黄,脉数。治疗应首选
   A. 白虎汤
   B. 玉女煎
   C. 泻白散
   D. 茜根散
   E. 化肝煎

70. 患者,女,39岁。和丈夫生气后情绪不宁,胸胁胀痛,脘闷嗳气,纳呆便秘,心悸,苔薄,脉弦。治疗应首选
   A. 柴胡疏肝散

B. 越鞠丸

C. 丹栀逍遥散

D. 甘麦大枣汤

E. 天王补心丹

71. 患者,女,31岁。口干唇燥,口渴多饮,尿频量多,浑浊如脂膏,时或烦躁,遗精,头晕耳鸣,舌质红,脉细数。治疗应首选

    A. 右归丸

    B. 玉女煎

    C. 消渴方

    D. 白虎加人参汤

    E. 六味地黄丸

72. 患者,男,61岁。劳累后即见低热5年。近来每日上午低热,伴倦怠无力,纳少便溏,舌淡薄白,脉细弱。其辨证是

    A. 阴虚证

    B. 气虚证

    C. 血瘀证

    D. 阳虚证

    E. 肝郁证

73. 患者,女,45岁。2个月前患悬饮,经积极治疗,饮邪已退,病情好转。现仍胸胁灼痛,呼吸不畅,闷咳,天阴时明显,舌暗苔薄,脉弦。治疗应首选

    A. 柴胡疏肝散

    B. 柴枳半夏汤

    C. 小柴胡汤

    D. 香附旋覆花汤

    E. 栝蒌薤白白酒汤

74. 患者,女,34岁。2个月前受凉后出现四肢关节疼痛,游走不定,关节屈伸不利,起病之初曾有恶风发热,纳可,二便调,舌淡红,苔薄白,脉浮紧。应诊断为

    A. 痛痹

    B. 行痹

C. 着痹

D. 热痹

E. 中风

75. 患者,男,55岁。下肢痿软无力半年,逐渐加重,腰脊酸楚,肢体困倦,咽干耳鸣,舌红少苔,脉细数。治宜选用

    A. 虎潜丸

    B. 三妙丸

    C. 宣痹汤

    D. 参苓白术散

    E. 疏凿饮子

76. 患者,女,23岁。右侧口眼㖞斜1天,诊断为周围性面神经麻痹。针灸治疗应

    A. 局部取穴,轻浅刺激

    B. 局部取穴,强刺激

    C. 循经远取,用补法

    D. 局部取穴,轻浅刺激,配合循经远取

    E. 局部取穴,强刺激,配合循经远取

77. 患者,女,52岁。双膝关节痛已3年,时轻时重。近1周膝部红肿灼热,痛不可触,苔黄,脉滑。最佳的治疗方法是

    A. 皮内针

    B. 艾灸

    C. 耳针

    D. 水针

    E. 刺络拔罐

78. 患者,男,67岁。腰部冷痛重着,拘挛不可俯仰,舌淡,苔白,脉紧。针灸治疗除阿是穴、大肠俞、委中外,还应选取

    A. 膈俞、次髎

    B. 命门、腰阳关

    C. 肾俞、足三里

    D. 肾俞、太溪

    E. 悬钟、申脉

79. 患者,男,49岁。失眠日久,兼见头晕耳鸣,腰膝酸软,五心烦热,舌质红,脉细数。针灸取穴以安眠、照海、申脉、神门、三阴交为主,配取
    A. 心俞、脾俞
    B. 肾俞、太溪
    C. 心俞、胆俞
    D. 心俞、肝俞
    E. 内关、足三里

80. 患者2天前受风后出现左侧面部麻木,额纹变浅,眼裂变大,鼻唇沟变浅,舌淡,苔薄白。针刺面部腧穴应采用
    A. 直刺、深刺
    B. 多穴重刺
    C. 轻刺、浅刺
    D. 提插泻法
    E. 电针强刺激

81. 患者,男,47岁。下肢弛缓无力1年余,肌肉明显萎缩,功能严重受限,并感麻木、发凉,腰酸,头晕,舌红少苔,脉细数。治疗应首选
    A. 阳明经穴
    B. 太阳经穴
    C. 督脉经穴
    D. 少阳经穴
    E. 厥阴经穴

82. 患者微恶风寒,发热重,浊涕,痰稠或黄,咽喉肿痛,苔薄黄,脉浮数。治疗取大椎穴,宜采用的刺灸法是
    A. 刺络拔罐法
    B. 毫针捻转补法
    C. 毫针提插补法
    D. 毫针平补平泻法
    E. 温针灸

83. 患者,男,76岁。神情淡漠,寡言少语,反应迟钝,记忆力减退,头晕耳鸣,腰酸骨软,舌质红,苔薄白,脉沉细。针刺应配
    A. 太冲、内庭
    B. 十宣、涌泉
    C. 肝俞、肾俞
    D. 丰隆、中脘
    E. 膈俞、内关

84. 患者,男,66岁。小便滴沥不爽,排出无力,甚则点滴不通,精神疲惫,兼见面色白,腰膝酸软,畏寒乏力,舌质淡,脉沉细而弱。治疗除取主穴外,还应选取
    A. 太溪、命门
    B. 曲骨、委阳
    C. 太冲、大敦
    D. 中极、膀胱俞
    E. 血海、三阴交

85. 患者,男,39岁。阳痿,单纯食欲不振,神疲,腹胀,面色少华,舌质淡,苔薄,脉细无力。针刺应配
    A. 内关、神门、心俞
    B. 太冲、内关
    C. 曲骨、阴陵泉
    D. 心俞、脾俞、足三里
    E. 命门、太溪

86. 患者,女,30岁。乳房肿块、疼痛,月经前加重,兼腰酸乏力,月经失调,色淡量少,舌淡,脉沉细,针刺应选取的配穴为
    A. 阳陵泉、光明
    B. 天枢、气海
    C. 肝俞、太冲
    D. 脾俞、胃俞
    E. 关元、肝俞

87. 患者,男,18岁。感受风寒后出现肩部疼痛,以肩前外部为主。针刺应选
    A. 手少阳经穴

B. 手太阳经穴
C. 手阳明经穴
D. 足少阳经穴
E. 足阳明经穴

88. 患儿,女,10岁。阵发性右上腹绞痛,伴恶心呕吐,腹部平软。若用特定穴治疗,应首选
    A. 原穴
    B. 络穴
    C. 背俞穴
    D. 郄穴
    E. 下合穴

89. 患者,女,50岁。家属代诉:刚刚与人争吵,突然昏倒,不省人事。症见面色苍白,汗出,四肢逆冷,脉细缓。治疗应首选
    A. 百会、神庭、印堂、太阳
    B. 百会、囟会、人中、承浆
    C. 通天、四神聪、神门、液门
    D. 人中、合谷、足三里、中冲
    E. 三阴交、合谷、神门、大陵

90. 患者肘关节外上方疼痛2周,肘关节活动时痛甚,局部怕凉。其诊断为
    A. 手阳明经筋病
    B. 手太阳经筋病
    C. 手少阳经筋病
    D. 手太阴经筋病
    E. 手少阴经筋病

91. 患者,女,34岁。形体肥胖,消谷善饥,大便干燥,舌质红,苔黄腻,脉滑数。针刺治疗应配
    A. 上巨虚、内庭
    B. 脾俞、足三里
    C. 肾俞、关元
    D. 神门、内关
    E. 归来、下脘、中极

A3型题(92~124题)

答题说明

以下提供若干个案例,每个案例下设3道考题。请根据题干所提供的信息,在每一道考题下面的A、B、C、D、E五个备选答案中选择一个最佳答案,并在答题卡上将相应题号的相应字母所属的方框涂黑。

(92~94题共用题干)

患者,男,21岁。哮喘1天,气粗息涌,喉中哮鸣,咳呛阵作,咳痰色黄,黏浊稠厚,烦闷不安,汗出,口苦,舌质红,苔黄腻,脉弦滑。

92. 其诊断是
    A. 哮病之热哮证
    B. 哮病之寒哮证
    C. 喘证之风寒闭肺证
    D. 喘证之痰热遏肺证
    E. 喘证之痰浊阻肺证

93. 其治法是
    A. 温肺散寒,化痰平喘
    B. 清热宣肺,化痰定喘
    C. 温阳利水,泻壅平喘
    D. 化痰降逆,宣肺定喘
    E. 开郁降气,宣肺平喘

94. 治疗应首选的方剂是
    A. 射干麻黄汤
    B. 胃苓汤
    C. 保和丸
    D. 平胃散
    E. 定喘汤

(95~97题共用题干)

患者,女,60岁。反复尿路感染5年。3天前因劳累而复发,症见小便淋沥不已,遇劳即发,

时作时止,伴腰膝酸软,神疲乏力,舌淡,脉细弱。

95. 其辨证是
   A. 热淋
   B. 血淋
   C. 气淋
   D. 膏淋
   E. 劳淋

96. 其治法是
   A. 补气益血
   B. 补脾益肾
   C. 补益肝肾
   D. 健脾补肺
   E. 补肺益肾

97. 治疗应首选的方剂是
   A. 无比山药丸
   B. 八珍汤
   C. 河车大造丸
   D. 金匮肾气丸
   E. 附子理中丸

(98～100题共用题干)

患者,男,68岁。近年来记忆力、计算力明显减退,继之神情呆滞,语不达意,喜闭门独居,回答问题迟钝,常有口误,伴腰膝酸软,步履艰难,舌瘦色淡,苔薄白,脉沉细。

98. 其诊断是
   A. 心脾不足之健忘
   B. 肾精亏耗之健忘
   C. 髓海不足之痴呆
   D. 脾肾两虚之痴呆
   E. 痰浊蒙窍之痴呆

99. 其治法是
   A. 补肾益髓,填精养神
   B. 补肾健脾,益气生精
   C. 豁痰开窍,健脾化浊
   D. 补益心脾,养血安神
   E. 滋阴降火,交通心肾

100. 治疗应首选的方剂是
   A. 还少丹加减
   B. 七福饮加减
   C. 涤痰汤加减
   D. 归脾汤加减
   E. 六味地黄合交泰丸加减

(101～103题共用题干)

患者,男,43岁。既往有失眠病史2年。不寐多梦,有时彻夜不眠,伴急躁易怒,头晕脑涨,口苦,大便偏干,尿黄赤,舌红苔黄,脉弦数。

101. 其辨证是
   A. 痰热扰心
   B. 肝火扰心
   C. 心脾两虚
   D. 心肾不交
   E. 心胆气虚

102. 其治法是
   A. 清化痰热,和中安神
   B. 疏肝泻火,镇心安神
   C. 益气镇惊,安神定志
   D. 滋阴降火,交通心肾
   E. 补益心脾,养血安神

103. 治疗应首选的方剂是
   A. 黄连温胆汤加减
   B. 安神定志丸加减
   C. 六味地黄丸合交泰丸加减
   D. 龙胆泻肝汤加减
   E. 归脾汤加减

(104～106题共用题干)

患者,男,18岁。2小时前突然尖叫一声,继而昏倒,不省人事,四肢抽搐,口吐白沫,两眼上吊,二便失禁。20分钟后清醒,一如常人,对发病过程不知。其有类似病史,舌质红,苔白腻,脉弦滑有力。

104. 其诊断是
   A. 厥证
   B. 郁证
   C. 癫狂

D. 气厥实证
E. 痫病

105. 其辨证是
    A. 风痰闭阻
    B. 痰火扰神
    C. 瘀阻脑络
    D. 心脾两虚
    E. 心肾亏虚

106. 治疗应首选的方剂是
    A. 定痫丸加减
    B. 通窍活血汤加减
    C. 顺气导痰汤加减
    D. 六君子汤合归脾汤加减
    E. 黄连温胆汤加减

(107～109题共用题干)
患者,男,70岁。吞咽困难2年,加重3个月。食入格拒不下,入而复出,水饮难进,心烦口干,胃脘灼热,大便干结如羊屎,形体消瘦,皮肤干枯,小便短赤,舌质光红,干裂少津,脉细数。

107. 其证候是
    A. 痰气交阻证
    B. 瘀血内结证
    C. 胃火炽盛证
    D. 津亏热结证
    E. 气虚阳微证

108. 其治法是
    A. 开郁化痰,润燥降气
    B. 滋阴养血,破血行瘀
    C. 清胃泻火
    D. 滋阴养血,润燥生津
    E. 温补脾肾

109. 治疗应首选的方剂是
    A. 沙参麦冬汤
    B. 启膈散
    C. 补气运脾汤
    D. 通幽汤
    E. 凉膈散

(110～112题共用题干)
患者,女,28岁。反复出现皮肤青紫斑点或斑块,并有鼻出血,发热,口渴,大便秘结,舌红苔黄,脉弦数。

110. 其辨证是
    A. 胃热炽盛证
    B. 肝火上炎证
    C. 阴虚火旺证
    D. 血热妄行证
    E. 热邪犯肺证

111. 其治法是
    A. 补气摄血
    B. 清热解毒,凉血止血
    C. 滋阴降火,宁络止血
    D. 健脾温中,养血止血
    E. 清胃泻火,化瘀止血

112. 治疗应首选的方剂是
    A. 桑菊饮
    B. 玉女煎
    C. 茜根散
    D. 犀角地黄汤
    E. 十灰散

(113～115共用题干)
患者,女,55岁。近3天来一侧头痛反复发作,头痛如裹,痛无休止,肢体困重,苔白腻,脉濡。

113. 其辨证是
    A. 风湿头痛
    B. 血虚头痛
    C. 痰浊头痛
    D. 瘀血头痛
    E. 肝阳上亢头痛

114. 针灸治疗应选取的主穴是
    A. 百会、太阳、风池、合谷、阿是穴
    B. 率谷、阿是穴、风池、外关、足临泣、太冲
    C. 百会、风池、太冲、内关
    D. 百会、风池、肝俞、肾俞、足三里
    E. 百会、安眠、神门、三阴交、照海、申脉

115. 针灸治疗除主穴外,应加取
    A. 印堂、内庭
    B. 中脘、丰隆
    C. 风门、列缺
    D. 太溪、太冲
    E. 头维、阴陵泉

(116~118 共用题干)
患者,女,40岁。肘膝关节疼痛半年,屈伸不利,痛无定处,遇寒加重,舌淡苔白,脉浮。

116. 其辨证是
    A. 行痹
    B. 痛痹
    C. 着痹
    D. 热痹
    E. 痰瘀痹阻

117. 治疗除阿是穴、局部经穴外,应加取
    A. 关元、肾俞
    B. 大椎、曲池
    C. 血海、膈俞
    D. 合谷、关元
    E. 风市、外关

118. 其治疗操作正确的是
    A. 刺络拔罐法
    B. 毫针捻转补法
    C. 毫针提插补法
    D. 毫针平补平泻法
    E. 温针灸

(119~121 共用题干)
患者,女,35岁。头晕目眩,伴面红目赤,目胀耳鸣,烦躁易怒,口苦,善太息,舌红,苔黄,脉弦数。

119. 治疗除督脉穴外,还应主选的经穴是
    A. 足少阴、足少阳经穴
    B. 足太阴、足阳明经穴
    C. 足厥阴、足太阴经穴
    D. 足厥阴、足少阳经穴
    E. 足太阴、足少阴经穴

120. 针灸治疗应选取
    A. 百会、风池、太冲、内关
    B. 百会、风池、肝俞、肾俞、足三里
    C. 印堂、太阳、头维、百会
    D. 阳白、四白、颊车、地仓、合谷
    E. 阳白、颧髎、四神聪、合谷、百会

121. 治疗除主穴外,还应加取
    A. 行间、侠溪、太溪
    B. 气海、脾俞、胃俞
    C. 头维、中脘、丰隆
    D. 率谷、太阳、悬钟
    E. 太溪、悬钟、三阴交

(122~124 共用题干)
患者,女,30岁。月经周期提前10余天,月经量少色淡,伴神疲气短,舌淡,脉细弱。

122. 其辨证是
    A. 气虚证
    B. 血虚证
    C. 虚热证
    D. 寒凝证
    E. 肾虚证

123. 针灸治疗应选取的主穴是
    A. 中极、次髎、地机、三阴交
    B. 关元、三阴交、归来
    C. 关元、三阴交、肝俞
    D. 关元、三阴交、血海
    E. 关元、三阴交、足三里

124. 治疗除主穴外,还应选取
    A. 脾俞、足三里
    B. 肾俞、太溪
    C. 气海、胃俞
    D. 肾俞、命门
    E. 太冲、期门

B1 型题(125~150 题)

答题说明

以下提供若干组考题,每组考题共用在考题前列出的 A、B、C、D、E 五个备选答案。请从中选择一个最佳答案,并在答题卡上将相应题号的相应字母所属的方框涂黑。某个备选答案可能被选择一次、多次或不被选择。

A. 恶寒重,发热轻
B. 口渴喜冷饮
C. 肢体酸重,头昏
D. 脉浮无力
E. 舌红少苔

125. 暑湿感冒可见
126. 风寒感冒可见

A. 六君子汤
B. 补中益气汤
C. 生脉地黄汤合金水六君煎
D. 金匮肾气丸
E. 玉屏风散

127. 哮病缓解期肺脾气虚为主,宜选用
128. 哮病缓解期肺肾两虚为主,宜选用

A. 化痰降气,健脾益肺
B. 清肺化痰,降逆平喘
C. 温肺散寒,涤痰降逆
D. 温肾健脾,化饮利水
E. 涤痰开窍,息风止痉

129. 痰浊壅肺型肺胀的治法为
130. 痰热郁肺型肺胀的治法为

A. 温胆汤
B. 安神定志丸合酸枣仁汤
C. 归脾汤
D. 交泰丸
E. 养心汤

131. 病后心脾两虚而不寐者,治宜选用
132. 病后心胆气虚而不寐者,治宜选用

A. 半夏厚朴汤
B. 良附丸合正气天香散

C. 柴胡疏肝散
D. 枳实导滞丸
E. 香苏散

133. 治疗肝郁气滞型腹痛的方剂是
134. 治疗寒邪内阻型腹痛的方剂是

A. 清热解表,和解祛邪
B. 解毒除瘴,芳化湿浊
C. 益气养血,扶正祛邪
D. 祛邪截疟,和解表里
E. 解毒除瘴,清热保津

135. 温疟的治法为
136. 热瘴的治法为

A. 七福饮
B. 归脾汤
C. 黄连解毒汤
D. 涤痰汤
E. 通窍活血汤

137. 痰浊蒙窍型痴呆首选
138. 髓海不足型痴呆首选

A. 玉女煎
B. 龙胆泻肝汤
C. 泻白散合黛蛤散
D. 泻心汤合十灰散
E. 加味清胃散合泻心汤

139. 治疗吐血肝火犯胃证,应首选
140. 治疗鼻衄胃热炽盛证,应首选

A. 申脉
B. 列缺
C. 足临泣
D. 后溪

E. 公孙

141. 八脉交会穴中通任脉的是
142. 八脉交会穴中通带脉的是

A. 大杼
B. 绝骨
C. 太渊
D. 膈俞
E. 膻中

143. "骨会"是
144. "脉会"是

A. 灯火灸
B. 隔姜灸
C. 隔蒜灸
D. 隔盐灸
E. 蒜泥灸

145. 治疗阳气暴脱,可于神阙穴施

146. 治疗风寒痹痛,常用

A. 阳白、外关
B. 列缺、风池
C. 曲池、外关
D. 内关、三阴交
E. 颧髎、迎香

147. 面痛风寒证,应在主方的基础上加
148. 面痛风热证,应在主方的基础上加

A. 六味地黄丸
B. 金匮肾气丸
C. 七味白术散
D. 玉女煎
E. 消渴方

149. 消渴中消气阴两虚证,治疗应选
150. 消渴下消阴阳两虚证,治疗应选

A1型题(1~66题)

答题说明

每一道试题下面有 A、B、C、D、E 五个备选答案。请从中选择一个最佳答案,并在答题卡上将相应题号的相应字母所属的方框涂黑。

1. 下列属于阴证表现的是
   A. 高肿突起
   B. 根盘收束
   C. 坚硬如石或柔软如棉
   D. 有脓,脓质稠厚
   E. 肉芽红活润泽

2. 下列哪项不是下肢丹毒的防护要点
   A. 患者应卧床休息
   B. 患者所用敷料、器械需严格消毒
   C. 积极治疗脚湿气
   D. 多饮开水,床边隔离
   E. 保持患肢下垂位,以防热毒上攻

3. 蛇头疔溃脓期的治疗,应
   A. 沿甲旁 0.2cm 挑开引流
   B. 在指掌面一侧做纵行切口,必要时可对口引流
   C. 在指掌面正中切开,务必引流通畅
   D. 在手指侧面做纵行切口,切口长度不得超过上下指关节面
   E. 沿掌横纹切开,切口应够大,保持引流通畅

4. 下列各项,不属于发的临床特点的是
   A. 初起仅有单个脓头
   B. 红肿蔓延成片
   C. 灼热疼痛
   D. 全身症状明显
   E. 红肿中央明显,四周较淡

5. 下列哪项不是疖的临床特点
   A. 好发于项后发际部、臀部
   B. 好发于夏、秋季节
   C. 好发于消渴患者
   D. 可发生于身体各处
   E. 此愈彼起,日久不愈,反复发作

6. 流注的病因是
   A. 跌打损伤,瘀血停留
   B. 内郁湿火,外感风邪
   C. 恣食膏粱厚味
   D. 皮肤外伤,感染毒邪
   E. 患痧痘、麻疹之后,体虚余毒未清

7. 乳核的好发年龄是
   A. 10~15 岁
   B. 15~20 岁
   C. 20~25 岁
   D. 25~30 岁
   E. 30~45 岁

8. 下列除哪项外,均是乳痈的成因
   A. 产后冲任失调
   B. 产后饮食不节,阳明蕴热
   C. 产后乳头破碎
   D. 情志内伤,肝气郁结
   E. 乳汁淤积

9. 瘰疬的治疗大法是
   A. 益气养阴,化痰散结
   B. 理气解郁,化痰软坚
   C. 疏肝活血,化痰散结
   D. 舒肝清热,化痰散结

E. 疏肝解郁,化痰散结

10. 不属于脂瘤好发部位的是
   A. 关节部
   B. 头面部
   C. 下肢
   D. 手掌
   E. 上肢

11. 热疮的治疗原则是
   A. 清暑利湿
   B. 疏风清热止痒
   C. 清热解毒散结
   D. 清热解毒养阴
   E. 清热利湿,行气止痛

12. 传染性软疣的首选治疗措施是
   A. 内治
   B. 中药外洗
   C. 推疣
   D. 挑治
   E. 鸦胆子散敷贴

13. 治疗虫咬皮炎热毒蕴结证,应首选的方剂是
   A. 五味消毒饮合清营汤
   B. 黄连解毒汤合犀角地黄汤
   C. 五味消毒饮合黄连解毒汤
   D. 仙方活命饮合清营汤
   E. 银翘散合消风散

14. 高位肛漏最适宜的手术方法是
   A. 切开法
   B. 切开疗法+挂线疗法
   C. 结扎法
   D. 垫棉法

E. 引流法

15. 下列各项,属于神经毒类的毒蛇是
   A. 蝰蛇
   B. 竹叶青蛇
   C. 尖吻蝮蛇
   D. 海蛇
   E. 眼镜蛇

16. 股肿多发生于
   A. 上肢静脉
   B. 下肢静脉
   C. 胸壁静脉
   D. 颈静脉
   E. 面部静脉

17. 下列情志因素中,最易导致妇科疾病的是
   A. 怒、忧、思
   B. 思、悲、恐
   C. 怒、思、恐
   D. 怒、思、悲
   E. 忧、思、悲

18. 下列各项,不属于月经过少的常见证是
   A. 血瘀证
   B. 肾虚证
   C. 气滞证
   D. 血虚证
   E. 痰湿证

19. 下列除哪项外,均属于肾虚月经先后无定期的主症
   A. 经行或先或后
   B. 月经量少色淡
   C. 小腹冷痛拒按
   D. 舌质淡,脉沉弱

E. 头晕,腰酸如折

20. 下列哪项属于肾气亏损型痛经
   A. 经行小腹隐痛空坠
   B. 经行小腹隐痛腰酸
   C. 经行小腹胀痛拒按
   D. 经行小腹绞痛喜暖
   E. 经行小腹疼痛灼热

21. 经行乳房胀痛肝肾亏虚证的治法是
   A. 滋肾养肝,和胃通络
   B. 温肾养阴,和胃通络
   C. 疏肝理气,和胃通络
   D. 疏肝养血,和胃通络
   E. 补肾健脾,和胃通络

22. 内补丸用于下列何种带下
   A. 湿热带下
   B. 寒湿带下
   C. 脾阳虚带下
   D. 肾阳虚带下
   E. 脾气虚带下

23. 异位妊娠是指
   A. 发生在子宫以外的妊娠
   B. 发生在输卵管或卵巢的妊娠
   C. 发生在子宫体腔以外的妊娠
   D. 发生在腹腔的妊娠
   E. 发生在输卵管、卵巢或腹腔的妊娠

24. 异位妊娠未破损期的治疗方法为
   A. 活血化瘀,消癥杀胚
   B. 活血化瘀,消癥散结
   C. 益气摄血,佐以止痛
   D. 行气活血,化瘀止痛
   E. 凉血养血,佐以止痛

25. 胎萎不长的病因是
   A. 气血虚弱、脾肾不足、血寒宫冷
   B. 气血虚弱、肝肾精亏、脾肾阳虚
   C. 气血虚弱、脾肾不足、寒凝血瘀
   D. 脾肾不足、血寒宫冷、肝郁脾虚
   E. 血热扰胎、气血虚弱、脾肾不足

26. 治疗妊娠腹痛气滞证,宜选
   A. 柴胡疏肝散
   B. 逍遥散
   C. 四逆散
   D. 佛手散
   E. 当归芍药散加柴胡

27. 下列哪项是产后用药"三禁"
   A. 活血、清热、润肠
   B. 大汗、利湿、活血
   C. 大汗、峻下、利小便
   D. 解毒、温补、止血
   E. 祛风、除湿、消导

28. 产后小便淋痛肝经郁热证,治疗首选
   A. 加味五淋散
   B. 加味四物汤
   C. 小蓟饮子
   D. 龙胆泻肝汤
   E. 沉香散

29. 下列对阴痒的描述,正确的是
   A. 肝经湿热型阴痒应以内治法为主
   B. 妇女外阴及阴道瘙痒,甚则波及肛门周围,痒痛难忍,坐卧不宁,或伴有带下增多者,称为"阴痒"
   C. 阴痒多见于实证
   D. 阴痒多见于虚证
   E. 肝肾阴虚型阴痒用龙胆泻肝汤治疗

30. 治疗阴挺气虚证,应首选的方剂是
    A. 举元煎
    B. 大补元煎
    C. 补中益气汤
    D. 归脾汤
    E. 人参归脾汤

31. 子宫内膜增生早期,其内膜厚度为
    A. 1~2mm
    B. 3~4mm
    C. 5~6mm
    D. 7~8mm
    E. 9~10mm

32. 输卵管造影术的适应证是
    A. 异位妊娠引起的内出血
    B. 输卵管不通导致的不孕症
    C. 卵泡破裂引起的盆腔炎积液
    D. 探测羊水量
    E. 外阴部特异性感染

33. "脏腑娇嫩、形气未充"说明小儿为
    A. 纯阳之体
    B. 稚阳之体
    C. 稚阴之体
    D. 稚阴稚阳之体
    E. 盛阳之体

34. 小儿指纹郁滞,推之不畅,属于
    A. 热
    B. 寒
    C. 痛
    D. 实
    E. 虚

35. 感冒夹惊证的治疗应该在疏风解表的基础

上加用
    A. 镇惊丸
    B. 保和丸
    C. 二陈汤
    D. 桑菊饮
    E. 三拗汤

36. 小儿肺炎喘嗽与咳嗽的鉴别要点是
    A. 咳嗽剧烈
    B. 高热不退
    C. 气急鼻扇
    D. 痰涎壅盛
    E. 大便干结

37. 乳蛾的治则是
    A. 清热解毒,利咽消肿
    B. 疏风清热,利咽消肿
    C. 养阴润肺,软坚利咽
    D. 辛温解表,疏风散寒
    E. 清热解毒,软坚散结

38. 治疗反复呼吸道感染肺脾气虚证,应首选的方剂是
    A. 补中益气汤
    B. 黄芪桂枝五物汤
    C. 金匮肾气丸合理中丸
    D. 生脉散合沙参麦冬汤
    E. 玉屏风散合六君子汤

39. 治疗鹅口疮心脾积热证,患处可外涂
    A. 大黄粉
    B. 吴茱萸粉
    C. 生肌散
    D. 清胃散
    E. 冰硼散

40. 治疗厌食脾胃阴虚证,应首选的方剂是
    A. 玉女煎
    B. 异功散
    C. 养胃增液汤
    D. 沙参麦冬汤
    E. 平胃散

41. 夜啼的主要病变脏腑是
    A. 心、肝
    B. 心、脾
    C. 肝、脾
    D. 心、肾
    E. 肝、肾

42. 下列各项,不属于病毒性心肌炎特征的是
    A. 神疲乏力
    B. 面色苍白
    C. 心悸气短
    D. 肢冷多汗
    E. 恶寒发热

43. 以24h尿蛋白定量作为检测指标,肾病综合征大量蛋白尿的定量标准是
    A. >50mg/kg
    B. >60mg/kg
    C. >70mg/kg
    D. >75mg/kg
    E. >100mg/kg

44. 猩红热邪侵肺卫证的治法是
    A. 清热解毒,清利咽喉
    B. 辛散寒邪,化痰利咽
    C. 辛凉宣透,清热利咽
    D. 温化寒湿,化痰利咽
    E. 滋阴清热,润肺利咽

45. 水痘病变脏腑主要在
    A. 肺、脾
    B. 心、脾
    C. 肝、脾
    D. 脾、肾
    E. 肺、肾

46. 顿咳痉咳期的主要治法是
    A. 宣肺止咳
    B. 泻肺镇咳
    C. 润肺止咳
    D. 补脾益肺
    E. 敛肺止咳

47. 血热妄行型紫癜的临床表现,下列叙述错误的是
    A. 起病急骤
    B. 斑色鲜红
    C. 瘀斑大小相等
    D. 伴有鼻衄、齿衄
    E. 心烦,口渴,便秘

48. 蛔虫病虫瘕证的治法是
    A. 驱蛔杀虫,调理脾胃
    B. 散蛔驱虫,调胃定痛
    C. 行气通腑,散蛔驱虫
    D. 安蛔定痛,继则驱虫
    E. 调气活络,驱蛔杀虫

49. 传染病流行过程的基本条件是
    A. 病原体、人体及其所处的环境
    B. 病原体、带菌动物、易感人群
    C. 传染源、传播途径、易感人群
    D. 传染源、传播途径
    E. 社会环节、自然环节

50. 感染 HBV 后最早出现的抗体是
    A. 抗 – HAV
    B. 抗 – HBs
    C. 抗 – HBc
    D. 抗 – HBe
    E. 抗 – HDV

51. 下列不能传播 AIDS 的是
    A. 性接触
    B. 输血
    C. 母婴传播
    D. 器官移植
    E. 蚊虫叮咬

52. 下列各项,不符合重症严重急性呼吸综合征诊断标准的是
    A. 低氧血症,氧合指数低于 300mmHg
    B. 呼吸困难,呼吸频率 >30 次/分
    C. X 线胸片示多叶病变或病灶总面积范围超过双肺总面积的 1/3
    D. 出现休克或多脏器功能障碍综合征(MODS)
    E. 白细胞计数明显升高

53. 诊断艾滋病最简单的检测方法是
    A. 血清学试验检测 HIV 抗体
    B. 细胞培养(病毒分离)
    C. p24 抗原检测
    D. 病毒核酸检测
    E. HIV 抗原检测

54. 下列各项,属于流行性出血热低血压休克期治疗措施的是
    A. 补充营养,定期复查肾功能、血压和垂体功能
    B. 补充血容量,纠正酸中毒,改善微循环

    C. 抗病毒,减轻外渗,改善中毒症状,预防 DIC
    D. 稳定内环境,促进利尿,导泻和透析治疗
    E. 维持电解质稳定,防治继发感染

55. 狂犬病的主要治疗措施是
    A. 吸氧
    B. 镇静
    C. 抗病毒
    D. 预防感染
    E. 对症综合治疗

56. 流行性乙型脑炎患者出现瞳孔不等大、呼吸不规则,应首先采取的措施是
    A. 糖皮质激素静脉滴注
    B. 吸痰
    C. 20% 甘露醇快速静脉滴注
    D. 吸氧
    E. 镇痉

57. 流行性脑脊髓膜炎的发病高峰年龄是
    A. <6 个月
    B. 6 个月 ~2 岁
    C. 学龄前儿童
    D. 学龄儿童
    E. 7 ~14 岁

58. 伤寒患者传染性最强的时期是
    A. 潜伏期
    B. 起病后 1 周内
    C. 起病后 2 ~4 周
    D. 潜伏期末到起病后 1 周内
    E. 起病后 1 ~2 周

59. 慢性菌痢的病程应超过
    A. 1 个月

B. 2 个月
C. 3 个月
D. 半年
E. 1 年

60. 霍乱的临床表现,下列叙述错误的是
   A. 寒战,高热,急性起病
   B. 先泻后吐
   C. 无痛性腹泻
   D. "米泔水"样吐泻物
   E. 严重者有痛性肌肉痉挛

61. 由国务院发布的关于卫生行政管理方面的规范性文件称为
   A. 卫生法律
   B. 卫生行政法规
   C. 卫生规章
   D. 基本法律
   E. 行政法

62. 下列刑罚中属于附加刑的是
   A. 拘役
   B. 有期徒刑
   C. 管制
   D. 罚金
   E. 死刑

63. 受理申请医师注册的卫生行政部门除《执业医师法》第15条规定的情形外,应当自收到申请之日起多少日内准予注册,并发给由国务院卫生行政部门统一印制的"医师执业证书"
   A. 15
   B. 20
   C. 30
   D. 40
   E. 45

64. 下列属于丙类传染病的是
   A. 艾滋病
   B. 肺结核
   C. 严重急性呼吸综合征
   D. 人感染高致病性禽流感
   E. 流行性腮腺炎

65. 下列情形的药品中按假药论处的是
   A. 不注明或更改生产批号的药品
   B. 超过有效期的药品
   C. 未标明有效期或更改有效期的药品
   D. 直接接触药品的包装材料和容器未经批准的药品
   E. 所标明的适应证或功能主治超出规定范围的药品

66. 关于突发公共卫生事件应急工作的方针和原则,下列说法错误的是
   A. 预防为主、常备不懈的方针
   B. 统一领导、分级负责
   C. 反应及时、措施果断
   D. 监测预警、保障供给
   E. 依靠科学、加强合作

A2型题(76~93题)

答题说明

每一道试题是以一个小案例出现的,其下面都有A、B、C、D、E五个备选答案。请从中选择一个最佳答案,并在答题卡上将相应题号的相应字母所属的方框涂黑。

67. 患者,男,78岁。患者背部发现有头疽月余,局部疮形平塌,根盘散漫,疮色紫滞,溃后脓水稀少,伴唇燥口干,便艰溲短,舌质红,脉细数。内治应首选
    A. 仙方活命饮
    B. 竹叶黄芪汤
    C. 托里消毒散
    D. 知柏地黄汤
    E. 清骨散

68. 患儿,女,7岁。结喉处红肿,根盘散漫,肿势延及颈部两侧,按之中软,有应指感。治疗应首选
    A. 内服普济消毒饮
    B. 外治以菊花汁调制玉露散箍围束毒
    C. 半流质饮食
    D. 切开排脓
    E. 药线引流

69. 患者,女,23岁。一日洗澡时偶然发现左侧乳头下方可触及一椭圆形肿块,边界清楚,推之可移,无明显疼痛,乳房局部皮肤无明显异常。检查应首选
    A. B超检查
    B. 螺旋CT
    C. 磁共振
    D. 病理检查
    E. 物理检查

70. 患儿,女,5个月。头面、四肢皮肤潮红,红斑水疱,黄水淋漓,糜烂,结黄色痂皮,瘙痒,大便偏干,小便黄赤,苔黄腻,脉滑数。属婴儿湿疮,外用适宜的方法是
    A. 炉甘石洗剂外用
    B. 黄连油、蛋黄油外搽
    C. 青黛散油外搽
    D. 黄柏煎水或马齿苋合剂、2%硼酸外用冷湿敷
    E. 黄柏霜外搽

71. 患者,女,58岁。左侧腰周出现绿豆大水疱,簇集成群,累累如串珠,排列成带状,疼痛较重,舌苔薄黄,脉弦数。其诊断是
    A. 接触性皮炎
    B. 药物性皮炎
    C. 蛇串疮
    D. 热疮
    E. 湿疮

72. 患者,男,24岁。大便干结伴便血,肛门疼痛发作半月。大便干结,两三日一行,口干喜饮,舌红苔少,脉数。局部检查:肛管12点处内可见一梭形溃疡约0.2cm×0.8cm大小,色鲜,创面较浅,边缘整齐。其诊断是
    A. 结缔组织性外痔
    B. 内痔
    C. 早期肛裂
    D. 陈旧性肛裂
    E. 肛瘘

73. 患者,男,30岁。肛门周围反复流脓水3年。查体:肛周多处外口,指诊截石位6点肛窦处触及凹陷性硬结,肛管直肠环弹性

良好。其诊断是

A. 低位复杂性肛漏
B. 高位复杂性肛漏
C. 肛周汗腺炎
D. 低位单纯性肛漏
E. 高位单纯性肛漏

74. 患者,男,26岁。昨晚饮酒,晨起时自觉右侧阴囊胀痛、下坠,牵引少腹隐痛,触按右侧睾丸肿大,阴囊皮色正常,伴发热恶寒。检查:白细胞 14×10^9/L,舌红苔黄腻,脉滑数。其诊断是

A. 子痰
B. 囊痈
C. 子痈
D. 脱囊
E. 水疝

75. 患者,男,45岁。小便不畅,尿线变细或点滴而下,小腹胀满隐痛,舌质暗或有瘀点瘀斑,苔白或薄黄,脉弦或涩。治疗应首选的方剂是

A. 少腹逐瘀汤
B. 石韦散
C. 八正散
D. 沉香散
E. 济生肾气丸

76. 患者,女,26岁。月经先期,量多,经色深红,质稠,伴心烦,面红口干,小便短黄,大便燥结,舌质红,苔黄,脉数或滑数。其辨证是

A. 脾气虚证
B. 肾气虚证
C. 阳盛血热证
D. 肝郁血热证

E. 阴虚血热证

77. 患者,女,34岁。经血过期不净,量多,色淡,质稀,倦怠乏力,气短懒言,小腹空坠,面色白,舌淡,苔薄,脉缓弱。其治法是

A. 补气摄血,固冲调经
B. 健脾养血,调经止血
C. 补益脾肾,摄血固冲
D. 健脾益气,调经止血
E. 健脾固冲,养血止血

78. 患者,女,28岁。经乱无期,时而出血量多势急如崩,时而淋漓日久不净,色淡红,质清稀,面色晦暗,眼眶暗,小腹空坠,腰脊酸软,舌淡暗,苔白润,脉沉弱。治疗应首选的方剂是

A. 金匮肾气丸
B. 右归丸
C. 上下相资汤
D. 滋阴固气汤
E. 加减苁蓉菟丝子丸

79. 患者,女,35岁。带下量多,黄绿如脓,质黏腻,臭秽难闻,小腹疼痛,腰骶酸痛,烦热头晕,口苦咽干,小便短赤,大便干结,舌红,苔黄,脉滑数。治疗应首选的方剂是

A. 五味消毒饮
B. 内补丸
C. 知柏地黄汤
D. 止带方
E. 龙胆泻肝汤

80. 患者,女,32岁,已婚。停经43天,阴道不规则出血3天。尿妊娠试验(+);右下腹隐痛;双合诊触及右侧附件有软性包块,压痛(+);B超检查:宫腔未见妊娠囊,右附

件区见一混合性包块;舌淡苔薄白,脉弦滑。应首先考虑的诊断是

A. 妊娠腹痛
B. 妇人腹痛
C. 异位妊娠
D. 胎动不安
E. 胎漏

81. 患者,女,28岁,已婚。妊娠5个月,肢体肿胀,下肢尤甚,按之如泥,腰酸乏力,小便不利,舌淡,苔白润,脉沉迟。治疗应首选的方剂是

A. 真武汤
B. 天仙藤散
C. 五皮散
D. 防己黄芪汤
E. 左归饮

82. 患者,女,32岁,已婚。产后下肢疼痛,麻木,发硬,重着,肿胀明显,屈伸不利,小腿压痛,恶露量少,色紫暗,有血块,小腹疼痛,拒按,舌暗苔白,脉弦涩。治疗应首选的方剂是

A. 膈下逐瘀汤加味
B. 血府逐瘀汤加味
C. 养荣壮肾汤加味
D. 少腹逐瘀汤加味
E. 身痛逐瘀汤加味

83. 患者,女,28岁,已婚。婚久不孕,月经不调,经量少,色暗,头晕耳鸣,腰膝酸软,精神疲倦,小便清长,舌淡,苔薄,脉沉细,两尺尤甚。其治法是

A. 温肾暖宫,调补冲任
B. 滋肾养血,调补冲任
C. 燥湿化痰,行滞调经

D. 补肾健脾,调经促孕
E. 补肾益气,温养冲任

84. 患者,女,30岁。阴部瘙痒难忍,会阴部肤色浅白,皮肤粗糙,皲裂破溃,眩晕耳鸣,五心烦热,烘热汗出,腰酸腿软,口干不欲饮,舌红苔少,脉细数无力。治疗应首选的方剂是

A. 六味地黄汤
B. 龙胆泻肝汤
C. 易黄汤
D. 知柏地黄汤
E. 左归丸

85. 患儿,女,8岁。既往有哮喘病。现症见面色白,气短懒言,语声低微,倦怠乏力,自汗怕冷,舌淡苔薄白,脉细无力。其辨证是

A. 脾气虚证
B. 肺气虚证
C. 肺脾气虚证
D. 脾肾气虚证
E. 肾气不足证

86. 患儿,男,8个月。素来体弱,泄泻2天,大便日行20余次,质稀如水,精神萎靡,时而烦闹,皮肤干燥,囟门凹陷,啼哭无泪,小便量少,舌红少津。其治法是

A. 健脾温阳,助运止泻
B. 健脾益气,酸甘敛阴
C. 补肾滋阴,平肝降火
D. 补肾温阳,涩肠止泻
E. 挽阴回阳,救逆固脱

87. 患儿,男,2岁。口颊、舌边、上腭、齿龈等处出现7~8个米粒大小的溃疡,疼痛,哭闹不安,流涎。应诊断为

A. 燕口疮
B. 鹅口疮
C. 口疮
D. 口糜
E. 滞颐

88. 患儿,男,3岁。不分昼夜,多汗湿衣,抚之不温,畏寒怕风,精神倦怠,舌苔薄白。其病机是
A. 营卫失调
B. 肺脾气虚
C. 肺卫不固
D. 气阴亏虚
E. 湿热迫蒸

89. 患儿,女,4岁。患心肌炎5个月,心悸不宁,活动后加剧,形瘦倦怠,气短懒言,动则汗出,烦热口渴,夜寐不安,舌光红少苔。治疗应首选的方剂是
A. 失笑散
B. 栝蒌薤白半夏汤
C. 葛根黄芩黄连汤
D. 炙甘草汤合生脉散
E. 桂枝甘草龙骨牡蛎汤

90. 患儿,男,8岁。挤眉眨眼,嘴角抽动,肢体动摇,发作无常,纳少便溏,舌淡苔白,脉滑弱。其治法是
A. 清肝泻火,息风镇惊
B. 健脾化痰,平肝息风
C. 滋阴潜阳,柔肝息风
D. 温中健脾,扶土抑木
E. 固本培元,益阴潜阳

91. 患儿,女,1岁5个月。发热1天,体温39.2℃,头痛,流涕,咳嗽,神昏谵语;抽风1次,发作时两目上视,四肢抽搐,约2分钟后缓解。诊断为急惊风,其辨证是
A. 风热动风
B. 气营两燔证
C. 邪陷心肝证
D. 湿热疫毒证
E. 惊恐惊风证

92. 患儿,女,2岁。发热2天来诊,体温37.8℃,流涕,咳嗽,不欲进食,便稀。查体:口腔黏膜散在疱疹、溃疡,手足散在斑丘疹,偶见疱疹,疹色红润,疱液清亮,舌质红,苔薄黄略腻,脉浮数。其治法是
A. 疏风清热,利湿解毒
B. 清气凉营,解毒化湿
C. 辛凉宣透,泻火解毒
D. 宣肺解表,清热化湿
E. 清热凉营,解毒化湿

93. 患儿,男,2岁。发热2天,体温38℃,鼻塞流涕,咳嗽,眼泪汪汪,倦怠,纳少便溏,口腔两颊黏膜红赤,近臼齿处见麻疹黏膜斑,舌红,苔薄白,脉浮数。治疗应首选的方剂是
A. 清解透表汤
B. 宣毒发表汤
C. 银翘散
D. 透疹凉解汤
E. 解肌透痧汤

A3型题(94~120题)

答题说明

以下提供若干个案例,每个案例下设3道考题。请根据题干所提供的信息,在每一道考题下面的A、B、C、D、E五个备选答案中选择一个最佳答案,并在答题卡上将相应题号的相应字母所属的方框涂黑。

(94~96题共用题干)

患者,男,46岁。腰背部结块肿痛10天,伴高热2天。10天前腰背部初发结块肿痛,日渐加重,脓头相继增多。刻下体温39℃,腰背部正中红肿结块约10cm×10cm,边界清楚,中央高起,有7~8枚脓头,脓出稠厚,量不多,便秘溲赤,胸闷呕恶,舌红苔黄腻,脉濡数。

94．其诊断是
 A．背痛
 B．有头疽
 C．发
 D．流注
 E．疔

95．其辨证是
 A．阴虚火炽证
 B．火毒凝结证
 C．湿热壅滞证
 D．气虚毒滞证
 E．风热痰毒证

96．治疗应首选的方剂是
 A．普济消毒饮
 B．牛蒡解肌汤
 C．仙方活命饮
 D．五神汤
 E．竹叶黄芪汤

(97~99题共用题干)

患者,男,30岁。近1周出现腰骶部及会阴部疼痛,小便频急,茎中热痛,尿色黄浊,苔黄腻,脉滑数。直肠指诊:前列腺饱满肿胀,有明显压痛,光滑无硬节。诊为前列腺炎。

97．其辨证是
 A．肾阴不足证
 B．湿热蕴结证
 C．气滞血瘀证
 D．中气下陷证
 E．肾虚不固证

98．其治法是
 A．清利湿热
 B．滋阴降火
 C．温肾固精
 D．活血散瘀
 E．益气举陷

99．治疗应首选的方剂是
 A．金锁固精丸合右归丸
 B．补中益气汤
 C．知柏地黄丸
 D．前列腺汤
 E．龙胆泻肝汤

(100~102题共用题干)

患者,男,37岁。症见左下肢疼痛,皮肤干燥,毫毛脱落,左足第4、5趾甲增厚变形,肌肉萎缩,趾呈干性坏疽,口干欲饮,便秘溲赤,舌红苔黄,脉弦细数。

100．其辨证是
 A．热毒伤阴证
 B．血脉瘀阻证
 C．气阴两虚证
 D．湿热毒盛证
 E．寒湿阻络证

101．其治法是

A. 益气养阴
B. 清热利湿,解毒活血
C. 活血化瘀,通络止痛
D. 清热解毒,养阴活血
E. 温阳散寒,活血通络

102. 治疗应首选的方剂是
A. 阳和汤
B. 顾步汤
C. 四妙勇安汤
D. 黄芪鳖甲汤
E. 桃红四物汤

(103~105题共用题干)

患者,女,18岁。患者年过16周岁,月经尚未来潮,体质素弱,腰膝酸软,倦怠乏力,头晕耳鸣,尿频多,舌淡暗,苔薄白,脉沉细。

103. 其诊断是
A. 月经后期
B. 虚劳
C. 闭经
D. 早孕
E. 月经过少

104. 其治法是
A. 益气养血调经
B. 理气活血调经
C. 养阴清热调经
D. 温经养血,活血调经
E. 补肾益气,调理冲任

105. 治疗应首选的方剂是
A. 人参养荣汤
B. 加减苁蓉菟丝子丸
C. 圣愈汤
D. 举元煎
E. 加味一阴煎

(106~108题共用题干)

患者,女,25岁,已婚。妊娠3个月,恶心,呕吐酸水,恶闻油腻,口干而苦,头胀而晕,胸满胁痛,舌淡红,苔微黄,脉弦滑。

106. 其辨证是
A. 脾胃虚弱证
B. 气血两虚证
C. 肝胃不和证
D. 脾肾阳虚证
E. 阴阳两虚证

107. 其治法是
A. 健脾和胃,降逆止呕
B. 补气养血,降逆止呕
C. 调理冲任,降逆止呕
D. 养阴清热,降逆止呕
E. 清肝和胃,降逆止呕

108. 治疗应首选的方剂是
A. 清胃散
B. 竹叶汤
C. 橘皮竹茹汤
D. 理中汤
E. 柴胡疏肝散

(109~111题共用题干)

患者,女,32岁。产后肢体关节疼痛,屈伸不利,得热痛减,伴恶寒怕风,舌苔薄白,脉濡细。

109. 其诊断是
A. 痹证
B. 痿证
C. 产后身痛
D. 产后郁冒
E. 产后血劳

110. 其辨证是
A. 血虚证
B. 风寒证
C. 血瘀证
D. 肾虚证

E. 气虚证

111. 治疗应首选的方剂是
    A. 养荣壮肾汤
    B. 身痛逐瘀汤
    C. 黄芪桂枝五物汤
    D. 独活寄生汤
    E. 九味羌活汤

(112~114题共用题干)

患儿,男,7岁。反复发作咳嗽2年余,昨日突然咳嗽气促,喉间有哮鸣声,咳痰清稀色白,呈泡沫状,形寒无汗,面色晦滞带青,四肢不温,口中不渴,舌苔薄白,脉浮紧,指纹红。

112. 其诊断是
    A. 肺炎喘嗽
    B. 顿咳
    C. 哮喘
    D. 咳嗽
    E. 感冒夹痰

113. 其治法是
    A. 补肺固表,健脾益气
    B. 泻肺平喘,补肾纳气
    C. 解表清里,止咳定喘
    D. 温肺散寒,涤痰定喘
    E. 清肺涤痰,止咳平喘

114. 治疗应首选的方剂是
    A. 射干麻黄汤
    B. 小青龙汤合三子养亲汤
    C. 苏子降气汤
    D. 定喘汤
    E. 三拗汤合河车大造丸

(115~117题共用题干)

患儿,女,2岁。腹泻2天,大便酸臭如败卵,腹胀不食,烦躁不安,泻后则安,舌苔厚腻,脉滑实,指纹滞。

115. 其诊断为
    A. 伤食泻
    B. 风寒泻
    C. 湿热泻
    D. 脾虚泻
    E. 脾肾阳虚泻

116. 其治法是
    A. 温补脾肾,固涩止泻
    B. 健脾益气,助运止泻
    C. 清肠解热,化湿止泻
    D. 疏风散寒,化湿和中
    E. 运脾和胃,消食化滞

117. 治疗应首选的方剂是
    A. 葛根黄芩黄连汤合六一散
    B. 藿香正气散
    C. 保和丸
    D. 参苓白术散
    E. 归脾丸

(118~120题共用题干)

患儿,女,1岁6个月。平素易感冒,体质较虚,近1月来患儿常常汗出,以头部、肩部明显,活动后加重,伴神倦乏力,面色少华,肢端欠温,舌质较淡,苔薄白,脉弱。

118. 其辨证是
    A. 表虚不固证
    B. 营卫失调证
    C. 气阴两虚证
    D. 脾胃积热证
    E. 肝肾阴虚证

119. 其治法是
    A. 调和营卫
    B. 益气固表
    C. 益气养阴
    D. 清暑祛湿
    E. 滋补肝肾

120. 治疗应首选的方剂是
   A. 桂枝汤
   B. 黄芪桂枝五物汤
   C. 玉屏风散合牡蛎散
   D. 当归六黄汤
   E. 生脉散

B1型题(121~150题)

答题说明

以下提供若干组考题,每组考题共用在考题前列出的A、B、C、D、E五个备选答案。请从中选择一个最佳答案,并在答题卡上将相应题号的相应字母所属的方框涂黑。某个备选答案可能被选择一次、多次或不被选择。

   A. 风肿
   B. 寒肿
   C. 火肿
   D. 湿肿
   E. 痰肿

121. 高肿,焮热是指
122. 漫肿,不红不热或皮色暗青是指

   A. 发病较快,结块形如鸡卵,漫肿无头,焮热疼痛
   B. 发病较慢,结块初起如豆,串生累累,不红不痛
   C. 继发感染,结块初起如豆,压之疼痛,很少化脓
   D. 多见老年,结块形如堆粟,按之坚硬,生长迅速
   E. 起病较快,初起无头,红肿成片,四周色泽较淡

123. 颈痈的局部表现特点是
124. 发的局部表现特点是

   A. 龙胆泻肝汤
   B. 知柏地黄丸
   C. 萆薢渗湿汤
   D. 萆薢化毒汤
   E. 清营汤

125. 治疗淋证湿热毒蕴证的主方是

126. 治疗淋证正虚毒恋证的主方是
   A. 气虚证
   B. 血虚证
   C. 血热证
   D. 湿热证
   E. 血瘀证

127. 患者月经周期提前,量多,色淡,质稀,神疲乏力,小腹空坠,纳少便溏。其辨证是
128. 患者产后恶露量多,过期不止,色深红,质黏稠而臭秽,口干咽燥,面色潮红。其辨证是

   A. 胎漏
   B. 胎动不安
   C. 堕胎
   D. 小产
   E. 滑胎

129. 妊娠早期,小腹胀痛,腰酸,阴道有少量出血者,其诊断是
130. 连续发生堕胎或小产3次以上者,其诊断是

   A. 仙方活命饮
   B. 龙胆泻肝汤
   C. 蛇床子散
   D. 萆薢渗湿汤

E. 托里消毒散

131. 治疗阴疽热毒证,应首选的方剂是
132. 治疗阴疽寒湿证,应首选的方剂是

  A. 三拗汤
  B. 华盖散
  C. 小青龙汤
  D. 金沸草散
  E. 荆防败毒散

133. 治疗咳嗽风寒咳嗽证的首选方是
134. 治疗肺炎喘嗽风寒郁肺证的首选方是

  A. 健运脾胃,益气养血
  B. 补脾养心,益气生血
  C. 滋养肝肾,益精生血
  D. 温补脾肾,益阴养血
  E. 调和肝胃,健脾益气

135. 贫血肝肾阴虚证的治法是
136. 贫血脾肾阳虚证的治法是

  A. 心、脾、肾
  B. 心、肝、肾
  C. 脾、肾、肝
  D. 心、肝
  E. 肺、脾

137. 急惊风的病位在
138. 慢惊风的病位在

  A. HBsAg(+)
  B. 抗-HBs(+)
  C. HBeAg(+)
  D. 抗-HBc(+)
  E. 抗-HBe(+)

139. 表明机体获得对HBV免疫力及乙型肝炎患者痊愈的指标是
140. 表明HBV感染进入后期与传染性减低的指标是

  A. 人
  B. 禽
  C. 猪
  D. 蚊
  E. 鼠

141. 人感染高致病性禽流感的主要传染源是
142. 流行性出血热的主要传染源是

  A. 皮肤黏膜瘀点瘀斑
  B. 左下腹压痛
  C. 恐水
  D. 相对缓脉
  E. 畏寒

143. 狂犬病的特征性表现是
144. 流行性脑脊髓膜炎的特征性表现是

  A. 伤寒
  B. 中毒性菌痢
  C. 霍乱
  D. 流行性乙型脑炎
  E. 急性病毒性肝炎

145. 白细胞、血红蛋白均升高,多见于
146. 嗜酸性粒细胞减少或消失,多见于

  A. 医师的义务
  B. 医师的权利
  C. 医师的职责
  D. 医师的社会地位
  E. 医师的执业条件

147. 医师履行职责应受全社会尊重,受法律保护,体现的是
148. 医师发扬人道主义精神,救死扶伤,防病治病,体现的是

A. 2日极量
B. 1次常用量
C. 3日常用量
D. 4日极量
E. 7日常用量

149. 麻醉药品(片剂、酊剂、糖浆剂)每张处方不得超过
150. 为门(急)诊患者开具的麻醉药品注射剂每张处方为

参考答案

第一单元

1. C	2. B	3. E	4. C	5. D	6. B	85. D	86. B	87. A	88. B	89. A	90. B
7. B	8. A	9. B	10. E	11. E	12. A	91. B	92. C	93. B	94. D	95. D	96. C
13. E	14. C	15. E	16. B	17. D	18. D	97. B	98. D	99. D	100. B	101. D
19. D	20. D	21. E	22. E	23. B	24. A	102. B	103. E	104. B	105. C	106. E
25. D	26. C	27. A	28. D	29. B	30. A	107. C	108. D	109. D	110. A	111. A
31. C	32. B	33. A	34. A	35. A	36. E	112. E	113. B	114. A	115. E	116. A
37. E	38. E	39. B	40. E	41. C	42. E	117. C	118. C	119. D	120. A	121. E
43. D	44. A	45. C	46. A	47. A	48. C	122. B	123. C	124. D	125. C	126. D
49. D	50. C	51. A	52. A	53. A	54. A	127. B	128. E	129. B	130. E	131. A
55. D	56. C	57. D	58. B	59. C	60. C	132. C	133. A	134. D	135. D	136. B
61. A	62. A	63. C	64. D	65. B	66. B	137. E	138. C	139. A	140. D	141. B
67. D	68. B	69. C	70. E	71. C	72. C	142. C	143. D	144. C	145. D	146. D
73. E	74. A	75. B	76. A	77. C	78. D	147. A	148. E	149. D	150. C
79. E	80. B	81. A	82. C	83. C	84. B					

第二单元

1. A	2. A	3. C	4. B	5. C	6. B	85. C	86. D	87. C	88. C	89. E	90. C
7. B	8. C	9. A	10. E	11. D	12. C	91. B	92. B	93. D	94. B	95. B	96. C
13. B	14. B	15. C	16. E	17. C	18. A	97. D	98. C	99. A	100. E	101. E
19. D	20. E	21. B	22. B	23. A	24. B	102. E	103. E	104. B	105. A	106. D
25. C	26. D	27. E	28. E	29. A	30. C	107. B	108. C	109. C	110. E	111. B
31. E	32. A	33. A	34. B	35. B	36. B	112. C	113. C	114. D	115. B	116. C
37. E	38. A	39. D	40. E	41. E	42. B	117. A	118. B	119. A	120. C	121. B
43. E	44. D	45. D	46. A	47. B	48. B	122. C	123. C	124. C	125. D	126. D
49. C	50. B	51. C	52. D	53. C	54. C	127. C	128. C	129. E	130. A	131. D
55. E	56. A	57. E	58. A	59. E	60. A	132. B	133. C	134. A	135. C	136. A
61. B	62. E	63. D	64. B	65. C	66. C	137. A	138. C	139. C	140. E	141. A
67. B	68. B	69. B	70. A	71. C	72. C	142. B	143. C	144. C	145. A	146. E
73. A	74. C	75. C	76. B	77. D	78. E	147. C	148. E	149. C	150. D
79. C	80. E	81. C	82. D	83. B	84. A					

第三单元

1. C	2. C	3. C	4. B	5. A	6. E
7. D	8. A	9. A	10. B	11. C	12. D
13. A	14. B	15. A	16. D	17. B	18. C
19. A	20. D	21. E	22. D	23. A	24. E
25. C	26. E	27. A	28. B	29. B	30. C
31. E	32. E	33. C	34. A	35. C	36. D
37. A	38. C	39. B	40. B	41. E	42. B
43. E	44. A	45. A	46. A	47. B	48. D
49. B	50. A	51. C	52. A	53. A	54. E
55. D	56. D	57. C	58. C	59. B	60. E
61. A	62. D	63. A	64. B	65. C	66. E
67. C	68. A	69. B	70. A	71. E	72. B
73. D	74. B	75. A	76. D	77. E	78. B
79. B	80. C	81. A	82. A	83. C	84. A
85. D	86. E	87. C	88. D	89. D	90. A
91. A	92. A	93. B	94. E	95. E	96. B
97. A	98. C	99. A	100. B	101. B	
102. B	103. D	104. E	105. A	106. A	
107. D	108. D	109. A	110. D	111. B	
112. E	113. B	114. E	115. E	116. A	
117. C	118. D	119. D	120. A	121. A	
122. A	123. D	124. A	125. C	126. A	
127. D	128. C	129. D	130. B	131. C	
132. B	133. C	134. B	135. A	136. E	
137. D	138. A	139. D	140. A	141. B	
142. C	143. A	144. C	145. D	146. B	
147. D	148. C	149. C	150. B		

第四单元

1. C	2. E	3. B	4. A	5. B	6. A
7. C	8. A	9. D	10. A	11. D	12. D
13. C	14. B	15. D	16. B	17. C	18. C
19. C	20. B	21. A	22. D	23. C	24. A
25. A	26. B	27. C	28. E	29. B	30. C
31. A	32. B	33. D	34. D	35. A	36. C
37. A	38. E	39. E	40. C	41. B	42. E
43. A	44. C	45. A	46. B	47. C	48. C
49. C	50. C	51. E	52. E	53. A	54. B
55. E	56. D	57. B	58. C	59. B	60. A
61. B	62. D	63. C	64. E	65. E	66. D
67. B	68. D	69. A	70. D	71. C	72. C
73. A	74. C	75. D	76. C	77. B	78. E
79. A	80. C	81. A	82. E	83. E	84. D
85. B	86. B	87. C	88. B	89. D	90. B
91. A	92. D	93. B	94. B	95. C	96. C
97. B	98. A	99. E	100. A	101. D	
102. B	103. C	104. E	105. B	106. C	
107. E	108. C	109. C	110. B	111. D	
112. C	113. C	114. C	115. A	116. E	
117. C	118. A	119. B	120. C	121. C	
122. E	123. A	124. C	125. A	126. B	
127. A	128. C	129. C	130. E	131. B	
132. C	133. D	134. C	135. C	136. C	
137. D	138. C	139. C	140. E	141. B	
142. E	143. C	144. A	145. C	146. A	
147. D	148. C	149. C	150. B		

试卷标识码：

医师资格考试押题秘卷（三）
（医学综合笔试部分）

中医执业医师

考试日期：　　年　月　日

考试时间：9:00—11:30

考生姓名：＿＿＿＿＿＿

准考证号：＿＿＿＿＿＿

考　　点：＿＿＿＿＿＿

考 场 号：＿＿＿＿＿＿

A1型题(1~85题)

答题说明

每一道试题下面有 A、B、C、D、E 五个备选答案。请从中选择一个最佳答案,并在答题卡上将相应题号的相应字母所属的方框涂黑。

1. 感冒的治疗,可分别采用辛温解表法或辛凉解表法,此属于
   A. 辨病论治
   B. 因人制宜
   C. 同病异治
   D. 异病同治
   E. 对症治疗

2. "无阳则阴无以生"所说明的阴阳关系是
   A. 阴阳交感
   B. 阴阳互根互用
   C. 阴阳对立制约
   D. 阴阳消长
   E. 阴阳转化

3. 五脏分阴阳,则肺的阴阳属性是
   A. 阳中之阳
   B. 阳中之阴
   C. 阴中之阳
   D. 阴中之阴
   E. 阴中之至阴

4. 五行之中,其特性为"炎上"的是
   A. 木
   B. 金
   C. 火
   D. 水
   E. 土

5. 五行中,水之"子"是
   A. 金
   B. 木
   C. 土
   D. 火
   E. 水

6. 关于五脏变动,下列说法错误的是
   A. 肝之变动为握
   B. 心之变动为笑
   C. 脾之变动为哕
   D. 肺之变动为咳
   E. 肾之变动为栗

7. "通调水道"依赖于
   A. 肺主司一身之气
   B. 肺司呼吸之气
   C. 肺朝百脉
   D. 肺主治节
   E. 肺气宣发肃降

8. 在水液代谢过程中起枢转作用的脏是
   A. 肝
   B. 心
   C. 脾
   D. 肺
   E. 肾

9. 具有贮藏血液、调节血量和防止出血作用的脏是
   A. 肝
   B. 心
   C. 脾
   D. 肺
   E. 肾

10. 主管长发育与生殖的脏是
    A. 肝
    B. 心

C. 脾
D. 肺
E. 肾

11. 大肠的功能是
    A. 排泄胆汁
    B. 受纳通降
    C. 受盛化物
    D. 传化糟粕
    E. 运行水液

12. "决渎之官"指的是
    A. 胆
    B. 胃
    C. 小肠
    D. 三焦
    E. 膀胱

13. 足三阴经的走向规律是
    A. 从足走头
    B. 从头走足
    C. 从胸走手
    D. 从手走头
    E. 从足走腹

14. 嗜食肥甘厚味,易形成
    A. 火旺体质
    B. 痰湿体质
    C. 心气虚体质
    D. 脾气虚体质
    E. 肝郁体质

15. 下列病邪致病最易出现发热恶风、汗出等症状的是
    A. 风邪
    B. 寒邪
    C. 火邪
    D. 湿邪
    E. 燥邪

16. 寒邪伤人,出现脘腹冷痛、呕吐等症的主要原因是
    A. 寒性凝滞,气血运行不畅
    B. 寒邪伤阳,直中脾胃
    C. 寒性收引,气血凝滞不通
    D. 寒性收引,经脉拘急
    E. 寒性黏滞,气机不畅

17. 易阻滞气机,损伤阳气的邪气是
    A. 风邪
    B. 寒邪
    C. 暑邪
    D. 湿邪
    E. 燥邪

18. 七情内伤致病,首先损伤的脏是
    A. 肝
    B. 心
    C. 脾
    D. 肺
    E. 肾

19. 过度悲伤对气机的影响是
    A. 气消
    B. 气结
    C. 气上
    D. 气下
    E. 气乱

20. 下列关于劳逸损伤与疾病发生关系的叙述,错误的是
    A. 久视伤血
    B. 久坐伤肉
    C. 久立伤骨
    D. 久行伤筋
    E. 久思伤心

21. 两经和两经以上病证同时出现的发病类型是

A. 感邪即发
B. 徐发
C. 继发
D. 合病
E. 并病

22.《素问·举痛论》认为劳力过度可导致
A. 气上
B. 气泄
C. 气收
D. 气耗
E. 气下

23. 下列属于实证临床表现的是
A. 二便不通
B. 神疲体倦
C. 五心烦热
D. 面容憔悴
E. 自汗盗汗

24. 导致病势迁延的病机变化是
A. 邪正相持
B. 正虚邪恋
C. 邪盛正衰
D. 邪去正虚
E. 正盛邪退

25. 阴盛格阳的证候是
A. 假寒证
B. 假热证
C. 实寒证
D. 实热证
E. 寒热错杂证

26. 气机闭阻,不能外达,以致清窍闭塞的病理状态是
A. 气虚
B. 气滞
C. 气逆
D. 气闭
E. 气脱

27. 津伤化燥多发生的脏腑是
A. 肝、脾、肾
B. 心、肺、胃
C. 脾、胃、小肠
D. 肺、胃、大肠
E. 肝、肾、大肠

28. 先安未受邪之地属于
A. 治病求本
B. 急则治标
C. 未病先防
D. 既病防变
E. 因时制宜

29. 热者寒之属于
A. 正治法
B. 反治法
C. 治标法
D. 从治法
E. 治本法

30. 脾虚运化无力所引起的腹部胀满,宜选用的治法是
A. 通因通用
B. 寒因寒用
C. 热因热用
D. 塞因塞用
E. 寒者热之

31. 患者面色淡白无华,唇舌色淡,多属于
A. 阳气暴脱
B. 血虚
C. 阳虚
D. 阳虚水泛
E. 气虚

32. 面色苍白时而泛红如妆,可见于
    A. 亡阳证
    B. 阴虚证
    C. 肝胆湿热
    D. 戴阳证
    E. 实热证

33. 面现青色的临床意义是
    A. 寒凝气滞,经脉瘀阻
    B. 心脾气血虚,气血虚衰
    C. 脾失健运,水湿内停
    D. 肾阳虚衰,水饮不化
    E. 邪热亢盛,血色上荣

34. 双侧瞳孔散大,属于
    A. 颅脑外伤
    B. 肝火上炎
    C. 颅内肿瘤
    D. 绿风内障
    E. 有机磷农药中毒

35. 外感秽浊与热毒之邪相合的舌象表现是
    A. 黄腻苔
    B. 白腻苔
    C. 积粉苔
    D. 灰黑苔
    E. 腐苔

36. 舌中部芒刺的临床意义是
    A. 心火亢盛
    B. 肝胆火盛
    C. 肺热壅盛
    D. 胃肠热盛
    E. 膀胱湿热

37. 下列各项,不属于实喘特征的是
    A. 呼吸深长
    B. 发作急骤
    C. 息粗声高
    D. 动则喘甚
    E. 呼出为快

38. 病室中有尸臭气的临床意义是
    A. 瘟疫发作
    B. 患者失血
    C. 脏腑衰败
    D. 疮疡溃烂
    E. 消渴病重

39. 口中泛酸的临床意义是
    A. 胃肠积滞
    B. 脾胃湿热
    C. 宿食不化
    D. 肝胆湿热
    E. 肝胃郁热

40. 情志抑郁,腹痛作泻,泻后痛减的临床意义是
    A. 伤食积滞
    B. 大肠湿热
    C. 肝郁脾虚
    D. 脾胃气虚
    E. 湿困脾胃

41. 细脉的脉象是
    A. 沉细而软,应指无力
    B. 举之无力,按之空虚
    C. 极细极软,似有似无
    D. 脉体如线,应指明显
    E. 浮而细软,应指无力

42. 缓脉的临床意义是
    A. 瘀血
    B. 热病
    C. 湿病
    D. 食积
    E. 寒病

43. 洪脉的临床意义是
   A. 气分热盛
   B. 湿热蕴结
   C. 外感表证
   D. 宿食积滞
   E. 肝失疏泄

44. 身热初按热甚,久按热反轻者属于
   A. 热在表
   B. 虚阳外越
   C. 热在里
   D. 阴虚证
   E. 热在半表半里

45. 下列各项,不属于阳证表现的是
   A. 面红目赤
   B. 疼痛拒按
   C. 烦躁不宁
   D. 脉数有力
   E. 恶寒发热

46. 证候真假的所谓"真"主要是指
   A. 患者真实的临床表现
   B. 临床上常见的证候
   C. 与疾病内在本质相符的证候
   D. 本病或者久病之症
   E. 患者的病情完全真实

47. 下列各项,最易与暑邪合并的是
   A. 风
   B. 寒
   C. 湿
   D. 燥
   E. 火

48. 下列各项,不属于火淫证临床意义的是
   A. 热邪侵袭
   B. 寒湿郁热
   C. 阳虚阴盛
   D. 阳气旺盛
   E. 五志过极

49. 喜证的临床表现是
   A. 烦躁多怒,胸胁胀闷,面赤头痛
   B. 嬉笑不休,心神不安,精神涣散
   C. 善悲喜哭,精神萎靡,疲乏少力
   D. 情志抑郁,忧愁不乐,表情淡漠
   E. 气短声低,少气懒言,精神疲惫

50. 下列各项,不属于血虚证临床表现的是
   A. 两颧潮红
   B. 头昏眼花
   C. 心悸失眠
   D. 手足发麻
   E. 舌淡脉细

51. 食滞胃肠证的临床表现是
   A. 口淡不渴
   B. 嗳腐吞酸
   C. 渴饮善饥
   D. 渴不多饮
   E. 渴喜冷饮

52. 肺肾气虚证的临床表现是
   A. 发热恶寒
   B. 恶心呕吐
   C. 眩晕头痛
   D. 呼少吸多
   E. 呼多吸少

53. 下列各项,不属于心肝血虚证临床表现的是
   A. 心悸健忘
   B. 气短懒言
   C. 两目干涩
   D. 视物模糊
   E. 爪甲不荣

54. 太阳伤寒证的临床表现是
    A. 发热,恶风,汗出,脉浮缓
    B. 鼻鸣,干呕,脉浮缓
    C. 恶寒,发热,头项强痛,身体疼痛,无汗,脉浮紧
    D. 身热,汗出,气喘,咳嗽,咳痰,脉数
    E. 下利不止,身热汗出,气喘,恶寒发热,脉促

55. 身热夜甚,心烦躁扰,斑疹隐隐属于
    A. 热灼营阴证
    B. 热陷心包证
    C. 热盛动风证
    D. 热扰胸膈证
    E. 热结肠道证

56. 下列各项,作用趋向一般属于沉降的是
    A. 酸、咸、寒
    B. 辛、苦、热
    C. 辛、甘、温
    D. 甘、淡、寒
    E. 甘、辛、凉

57. 下列各组药物中,不属于配伍禁忌的是
    A. 川贝母与川乌
    B. 藜芦与赤芍
    C. 肉桂与赤石脂
    D. 水银与砒霜
    E. 硫黄与厚朴

58. 贝壳、甲壳、化石类药物入汤剂的用法是
    A. 先煎
    B. 后下
    C. 布包煎
    D. 另煎
    E. 烊化对服

59. 下列各项,不属于白芷主治病证的是
    A. 头痛鼻塞
    B. 鼻渊鼻塞
    C. 痈肿疮疡
    D. 寒湿带下
    E. 肺寒咳喘

60. 具有凉血退蒸、清泄肺热功效的药物是
    A. 黄芩
    B. 桑叶
    C. 地骨皮
    D. 石膏
    E. 白薇

61. 赤芍的功效是
    A. 养阴生津,消肿止痛
    B. 凉血补血
    C. 解毒养阴,凉血
    D. 清热凉血,散瘀止痛
    E. 清心安神

62. 下列各项,不属于攻下药适应证的是
    A. 饮食积滞
    B. 虚寒泻痢
    C. 血热妄行
    D. 冷积便秘
    E. 大肠燥热

63. 具有祛风湿、补肝肾、强筋骨、利水消肿功效的药物是
    A. 薏苡仁
    B. 桑寄生
    C. 五加皮
    D. 威灵仙
    E. 桑白皮

64. 具有行气、燥湿、消积、降气平喘功效的药物是
    A. 紫苏
    B. 厚朴
    C. 砂仁

D. 香附
E. 白豆蔻

65. 性微温,芳香化湿,解暑的药物是
   A. 香薷
   B. 佩兰
   C. 砂仁
   D. 白豆蔻
   E. 藿香

66. 大黄和虎杖均具有的功效是
   A. 活血,解毒,通便,退黄
   B. 活血,通便,利湿,止血
   C. 活血,利湿,解毒,止痛
   D. 活血,通便,解毒,止咳
   E. 活血,止痛,止痉,解毒

67. 治疗夏伤暑湿,症见身热烦渴、小便不利、泄泻者,应首选
   A. 茯苓
   B. 猪苓
   C. 金钱草
   D. 滑石
   E. 泽泻

68. 附子入汤剂先煎的目的是
   A. 充分煎出有效成分
   B. 减轻毒性
   C. 增强功效
   D. 产生新作用
   E. 减轻刺激性

69. 肉桂入煎剂、研末冲服时的剂量分别是
   A. 0.1~0.3g,0.5~1g
   B. 1~2g,0.1~1g
   C. 2~5g,1~2g
   D. 5~15g,3~6g
   E. 15~30g,10~15g

70. 既能消食化积,又能降气化痰的药物是
   A. 山楂
   B. 神曲
   C. 莱菔子
   D. 麦芽
   E. 谷芽

71. 川楝子与槟榔均具有的功效是
   A. 杀虫行气
   B. 杀虫利水
   C. 行气利水
   D. 行气疏肝
   E. 行气健脾

72. 治疗肺胃出血,具有收敛止血、消肿生肌功效的药物是
   A. 白茅根
   B. 生地黄
   C. 仙鹤草
   D. 白及
   E. 血余炭

73. 具有活血祛瘀、润肠通便功效的药物是
   A. 桃仁
   B. 杏仁
   C. 柏子仁
   D. 紫苏子
   E. 红花

74. 功能利尿行瘀而通淋,用治尿血、小便不利、尿道涩痛的药物是
   A. 白及
   B. 槐花
   C. 牛膝
   D. 地榆
   E. 大蓟

75. 紫菀与款冬花均具有的功效是
   A. 温肺化痰

B. 清肺化痰
C. 泻肺平喘
D. 化痰止咳
E. 燥湿化痰

76. 下列各项,具有利尿功效的药物是
    A. 紫苏子
    B. 莱菔子
    C. 决明子
    D. 白芥子
    E. 葶苈子

77. 具有安神、祛痰功效的药物是
    A. 柏子仁
    B. 酸枣仁
    C. 连翘
    D. 远志
    E. 琥珀

78. 只能入丸散剂服用的药物是
    A. 马勃
    B. 蝉蜕
    C. 石膏
    D. 牛黄
    E. 天花粉

79. 石菖蒲善治的痢疾是
    A. 湿热痢
    B. 寒湿痢
    C. 疫毒痢
    D. 休息痢
    E. 噤口痢

80. 下列各项,不属于黄芪功效的是
    A. 补气利水
    B. 补气升阳
    C. 补气益中

D. 补气托毒
E. 补气养阴

81. 具有健脾利水、止汗安胎功效的药物是
    A. 茯苓
    B. 泽泻
    C. 薏苡仁
    D. 白术
    E. 猪苓

82. 杜仲与续断均具有的功效是
    A. 补肝肾
    B. 安心神
    C. 补肾阴
    D. 行血脉
    E. 祛风湿

83. 菟丝子与沙苑子均具有的功效是
    A. 止咳
    B. 止泻
    C. 止血
    D. 止痛
    E. 明目

84. 治疗久泻久痢、久咳失音,应选用的药物是
    A. 蝉蜕
    B. 白术
    C. 桔梗
    D. 诃子
    E. 薄荷

85. 硫黄的功效是
    A. 收湿止痒
    B. 祛风止痒
    C. 杀虫止痒
    D. 凉血止痒
    E. 燥湿止痒

A2型题(86~90题)

答题说明

每一道试题是以一个小案例出现的,其下面都有A、B、C、D、E五个备选答案。请从中选择一个最佳答案,并在答题卡上将相应题号的相应字母所属的方框涂黑。

86. 患者,男,39岁。持续高热,咳嗽痰黄,左侧胸痛,舌红苔黄腻,脉滑数。其辨证是
   A. 表热证
   B. 表寒证
   C. 里虚证
   D. 里热证
   E. 里寒证

87. 患者,女,23岁。恶寒明显,发热,头身痛,无汗,咳嗽,咽痛,脉浮紧,舌苔薄白。其辨证是
   A. 风淫证
   B. 热淫证
   C. 湿淫证
   D. 燥淫证
   E. 寒淫证

88. 患者,男,46岁。腹痛腹泻2天,日行十余次,水样便,经治已缓解。刻下症见口渴心烦,皮肤干瘪,眼窝凹陷,舌淡白,苔薄黄,脉细无力。其辨证是
   A. 津亏证
   B. 阴虚证
   C. 亡阴证
   D. 外燥证
   E. 实热证

89. 患者,男,40岁。平时性情急躁易怒,近2周失眠多梦,头晕,口舌溃疡肿痛,尿黄,大便干结,舌红苔黄,脉数。其辨证是
   A. 肝火上炎证
   B. 心火亢盛证
   C. 胃火上冲证
   D. 脾胃湿热证
   E. 肾火上炎证

90. 患者,女,34岁。身热,心烦懊恼,坐卧不安,舌苔微黄,脉数。其辨证是
   A. 热灼营阴证
   B. 热陷心包证
   C. 邪热壅肺证
   D. 热扰胸膈证
   E. 热结肠道证

B1型题(91~150题)

答题说明

以下提供若干组考题,每组考题共用在考题前列出的A、B、C、D、E五个备选答案。请从中选择一个最佳答案,并在答题卡上将相应题号的相应字母所属的方框涂黑。某个备选答案可能被选择一次、多次或不被选择。

A. 阳中之阴
B. 阳中之阳
C. 阴中之阴
D. 阴中之阳
E. 阴中之至阴

91. 下午的阴阳属性是

92. 后半夜的阴阳属性是

A. 泻南补北
B. 扶土抑木
C. 滋水涵木
D. 培土生金

E. 佐金平木
93. 心肾不交的治法是
94. 肝阳上亢的治法是

  A. 风
  B. 暑
  C. 湿
  D. 燥
  E. 寒

95. 五气中属于"水"的是
96. 五气中属于"火"的是

  A. 肝
  B. 心
  C. 脾
  D. 肺
  E. 肾

97. 具有藏神功能的脏是
98. 具有调畅情志功能的脏是

  A. 目
  B. 舌
  C. 口
  D. 鼻
  E. 耳

99. 脾在窍为
100. 肺在窍为

  A. 下肢外侧后缘
  B. 上肢内侧中线
  C. 下肢外侧前缘
  D. 上肢外侧中线
  E. 上肢内侧后缘

101. 患者疼痛,沿手少阳三焦经放射,其病变部位在
102. 患者心绞痛,沿手少阴心经放射,其病变部位在

  A. 风邪
  B. 寒邪
  C. 湿邪
  D. 燥邪
  E. 火邪

103. 具有干涩伤津致病特点的邪气是
104. 具有生风动血致病特点的邪气是

  A. 气逆证
  B. 气滞证
  C. 气陷证
  D. 气虚证
  E. 气脱证

105. 气升举无力形成的病证是
106. 脏腑功能低下或衰退形成的病证是

  A. 实证
  B. 虚证
  C. 虚实夹杂
  D. 虚中夹实
  E. 实中夹虚

107. 扶正法适用于
108. 祛邪法适用于

  A. 因人制宜
  B. 因时制宜
  C. 因地制宜
  D. 治未病
  E. 扶助正气

109. 治病时考虑性别、年龄等因素,属于
110. 用寒远寒、用热远热,属于

  A. 面色暗淡
  B. 面色萎黄
  C. 眼周发黑
  D. 面色黧黑,肌肤甲错
  E. 面色青黄

111. 肾虚水饮或寒湿带下的患者多表现为
112. 血瘀日久的患者多表现为

A. 阳虚水停
B. 气血两亏
C. 气血调和
D. 外感风热初期
E. 实热证

113. 舌质淡白湿润、舌体胖嫩的临床意义是
114. 舌质淡白光莹、舌体瘦薄的临床意义是

A. 实喘
B. 上气
C. 虚喘
D. 哮证
E. 少气

115. 喘息气粗、声高息涌是指
116. 呼吸急促、声高断续、喉间痰鸣是指

A. 恶寒发热
B. 但寒不热
C. 但热不寒
D. 无明显寒热症状
E. 寒热往来

117. 里寒证的寒热特征是
118. 里热证的寒热特征是

A. 口渴喜冷饮
B. 口渴饮水少
C. 口渴喜热饮
D. 饮水即吐
E. 口干但欲漱水不欲咽

119. 热结津伤证口渴的特点为
120. 瘀血内阻证口渴的特点为

A. 热证转寒
B. 寒热夹杂
C. 表里俱热
D. 真热假寒
E. 真寒假热

121. 患者平素心烦口苦,尿黄便结,昨起发热,微恶寒,头痛,有汗,舌尖红,苔薄黄,脉浮数。其临床意义是
122. 患者突然发热,呕吐腹泻,泻少量脓血,继而神昏谵语,四肢厥冷,胸腹灼热,舌红苔黄,脉沉数。其临床意义是

A. 气滞心脉证
B. 寒凝心脉证
C. 心阳暴脱证
D. 瘀阻心脉证
E. 痰阻心脉证

123. 心悸怔忡,心胸闷痛,身重困倦,苔白腻,脉沉滑或沉涩的临床意义是
124. 心悸怔忡,心胸胀痛,伴胁胀,善太息,舌淡红,脉弦的临床意义是

A. 心肺气虚证
B. 心脾气血虚证
C. 心肾阳虚证
D. 心肝血虚证
E. 心脉痹阻证

125. 心悸少寐,食少便溏,脉象细弱的临床意义是
126. 心悸怔忡,尿少浮肿,脉象微弱的临床意义是

A. 太阳病证
B. 阳明经证
C. 阳明腑证
D. 少阳病证
E. 少阴病证

127. 恶寒,头痛项强,脉浮,证属
128. 寒热往来,胸胁苦满,脉弦,证属

A. 白虎汤

B. 王氏连朴饮

C. 调胃承气汤

D. 枳实导滞汤

E. 三仁汤

129. 阳明热炽证的代表方剂是

130. 阳明热结证的代表方剂是

A. 四气

B. 五味

C. 归经

D. 毒性

E. 升降浮沉

131. 表示药物作用部位的是

132. 反映药物作用趋势的是

A. 石膏与知母

B. 黄芪与茯苓

C. 半夏与生姜

D. 人参与莱菔子

E. 甘草与海藻

133. 属于相恶的配伍是

134. 属于相须的配伍是

A. 透疹,利咽消肿

B. 透疹,利咽,清利头目

C. 透疹,明目退翳

D. 透疹,解热生津

E. 透疹,清热解毒

135. 蝉蜕具有的功效是

136. 牛蒡子具有的功效是

A. 射干

B. 鱼腥草

C. 紫草

D. 苦参

E. 蒲公英

137. 具有清热解毒、排脓利尿功效的药物是

138. 具有凉血活血、解毒透疹功效的药物是

A. 祛风湿,止痛,解表

B. 祛风湿,止痛,利水消肿

C. 祛风湿,利关节,解毒

D. 祛风湿,通络止痛,消骨鲠

E. 祛风湿,活血通络,清肺化痰

139. 独活的功效是

140. 羌活的功效是

A. 回阳救逆

B. 补火助阳

C. 温胃止呕

D. 发汗平喘

E. 发表解肌

141. 肉桂具有的功效是

142. 桂枝具有的功效是

A. 鸡内金

B. 莱菔子

C. 麦芽

D. 稻芽

E. 神曲

143. 哺乳期不应使用的药物是

144. 研末服用,每次1.5~3g,效果比煎剂好的药物是

A. 肠燥便秘

B. 食积胀痛

C. 血虚经闭

D. 产后浮肿

E. 热病神昏

145. 三棱的主治病证是

146. 益母草的主治病证是

第12页(共61页)

A. 养阴润燥,生津止渴
B. 补血益阴,滋阴润肺
C. 补脾益气,滋阴润肺
D. 养阴润肺,清心除烦
E. 柔肝止痛,滋阴润肺

147. 玉竹的功效是
148. 麦冬的功效是

A. 拔毒化腐
B. 清热解毒
C. 杀虫止痒
D. 润肠通便
E. 截疟镇惊

149. 硼砂的功效是
150. 朱砂的功效是

A1 型题 (1~75 题)

答题说明

每一道试题下面有 A、B、C、D、E 五个备选答案。请从中选择一个最佳答案,并在答题卡上将相应题号的相应字母所属的方框涂黑。

1. 下列各项,不属于"佐药"功用范畴的是
   A. 配合君、臣药加强治疗作用
   B. 消除或减弱君、臣药的毒性
   C. 针对某些次要症状发挥治疗作用
   D. 制约君、臣药的峻烈之性
   E. 针对主病起主要治疗作用

2. 麻杏甘石汤的功用是
   A. 辛凉透表,宣泄肺热
   B. 辛凉透表,兼清里热
   C. 辛凉宣泄,清肺解毒
   D. 辛凉疏表,清肺平喘
   E. 清肺泄热,止咳平喘

3. 参苏饮主治证的病因病机是
   A. 外感风寒,内有痰热
   B. 外感风寒,内有痰湿
   C. 外感风寒,内有蕴热
   D. 外感风寒,内停饮水
   E. 外感风寒,内伤湿滞

4. 麻子仁丸适用于
   A. 阴虚便秘
   B. 血虚便秘
   C. 阳虚便秘
   D. 气虚便秘
   E. 燥热伤津便秘

5. 黄连解毒汤的功用是
   A. 泻火通便
   B. 清上泻下
   C. 泻火解毒
   D. 清热生津
   E. 清热燥湿

6. 下列方剂的药物组成中,不含有附子的是
   A. 实脾散
   B. 真武汤
   C. 乌梅丸
   D. 温脾汤
   E. 阳和汤

7. 真人养脏汤主治之久泻久痢的主要病机是
   A. 肾阳衰微
   B. 脾胃虚寒
   C. 肠胃寒积
   D. 脾肾虚寒
   E. 肝肾虚寒

8. 下列不是防风通圣散的药物组成的是
   A. 荆芥、连翘
   B. 川芎、当归
   C. 大黄、芒硝
   D. 桔梗、甘草
   E. 半夏、干姜

9. 参苓白术散中具有芳香醒脾功效的药物是
   A. 桔梗
   B. 砂仁
   C. 藿香
   D. 佩兰
   E. 厚朴

10. 白术与苍术并用的方剂是
    A. 健脾丸
    B. 完带汤
    C. 参苓白术散
    D. 藿香正气散
    E. 九味羌活汤

11. 具有滋阴清热、养血安神功效的方剂是
    A. 炙甘草汤
    B. 酸枣仁汤
    C. 甘麦大枣汤
    D. 天王补心丹
    E. 朱砂安神丸

12. 适宜用开窍剂治疗的证候是
    A. 阳明腑实,神昏谵语
    B. 阴虚风动,神倦瘛疭
    C. 瘀热扰神,谵语如狂
    D. 热陷心包,窍闭神昏
    E. 火毒扰神,错语不眠

13. 苏子降气汤中配伍肉桂的主要用意是
    A. 温阳散寒
    B. 温通经脉
    C. 鼓舞气血
    D. 温肾纳气
    E. 散寒止痛

14. 下列不属于暖肝煎的药物组成的是
    A. 枸杞子
    B. 沉香
    C. 小茴香
    D. 茯苓
    E. 炮附子

15. 槐花散的功用是
    A. 清肠凉血,养阴活血
    B. 清肠止血,疏风下气
    C. 养阴清热,凉血止血
    D. 养血止血,清肠祛风
    E. 益气健脾,养血止血

16. 四物汤的主治证候是
    A. 气衰血少
    B. 劳倦内伤
    C. 冲任虚损
    D. 郁怒伤肝
    E. 阴精亏虚

17. 消风散的药物组成中含有
    A. 薄荷
    B. 细辛
    C. 胡麻
    D. 秦艽
    E. 桑叶

18. 以疏风为主,升散中寓清降的方剂是
    A. 川芎茶调散
    B. 牵正散
    C. 消风散
    D. 小活络丹
    E. 大秦艽汤

19. 平胃散与藿香正气散药物组成中均含有的是
    A. 陈皮、白术
    B. 陈皮、厚朴
    C. 陈皮、苍术
    D. 厚朴、苍术
    E. 白术、厚朴

20. 麦门冬汤中配伍粳米、大枣、甘草的意义是
    A. 佐金平木
    B. 培土生金
    C. 扶土抑木
    D. 滋水涵木
    E. 益火补土

21. 清燥救肺汤中的君药是
    A. 人参、麦冬
    B. 石膏、桑叶
    C. 枇杷叶、杏仁
    D. 胡麻仁、阿胶
    E. 甘草、人参

22. 百合固金汤所治阴虚证的病位是
    A. 肺、肾
    B. 肝、胃
    C. 心、肝
    D. 脾、胃
    E. 肺、胃

23. 苓甘五味姜辛汤的功用是
    A. 化痰息风
    B. 温肺化饮
    C. 利水消痰
    D. 燥湿化痰
    E. 润肺化痰

24. 下列属于小陷胸汤主治证候的是
    A. 痰白而稀
    B. 干咳无痰
    C. 咳痰黄稠
    D. 痰中带血
    E. 咳嗽痰多

25. 连翘在保和丸中的作用是
    A. 清热解毒
    B. 辛凉透表
    C. 透热转气
    D. 清泄胸膈之热
    E. 清热散结

26. 乌梅丸具有的功效是
    A. 生津止渴
    B. 温脏安蛔
    C. 杀虫消痞
    D. 收涩止带
    E. 涩肠固脱

27. 体温上升期的临床表现是
    A. 皮肤潮红而灼热
    B. 畏寒或寒战,皮肤苍白无汗
    C. 呼吸加快、加强
    D. 心率减慢,脉搏有力
    E. 可有汗出,尿少色黄

28. 头痛常在夜间发作的是
    A. 颅内占位性病变所致的头痛
    B. 高血压性头痛
    C. 丛集性头痛
    D. 眼源性头痛
    E. 副鼻窦炎引起的头痛

29. 可引起持续性、广泛性剧烈腹痛的是
    A. 消化性溃疡
    B. 胆道蛔虫梗阻
    C. 肾结石
    D. 肠梗阻
    E. 急性弥漫性腹膜炎

30. 大咯血的日咯血量为
    A. 100～200mL
    B. 200～300mL
    C. 300～400mL
    D. 400～500mL
    E. ＞500mL

31. 可引起阻塞性黄疸的疾病是
    A. 原发性胆汁性肝硬化
    B. 系统性红斑狼疮
    C. 毒蕈中毒
    D. 蚕豆病
    E. 病毒性肝炎

32. 意识障碍伴呼吸缓慢的疾病是
    A. 代谢性酸中毒
    B. 肝昏迷
    C. 吗啡中毒
    D. 尿毒症
    E. 脑型疟疾

33. 震颤麻痹患者常采取的步态是

A. 蹒跚步态
B. 醉酒步态
C. 慌张步态
D. 剪刀步态
E. 跨阈步态

34. 肾绞痛患者常采取的体位是
A. 强迫侧卧位
B. 强迫俯卧位
C. 强迫坐位
D. 辗转体位
E. 角弓反张位

35. 下列各项,最常出现病理性支气管呼吸音的是
A. 气胸
B. 支气管哮喘
C. 慢性支气管炎
D. 大叶性肺炎实变期
E. 慢性阻塞性肺气肿

36. 主动脉瓣狭窄,可出现的体征是
A. 心尖部舒张期震颤
B. 胸骨左缘第2肋间收缩期震颤
C. 胸骨左缘第2肋间舒张期震颤
D. 胸骨右缘第2肋间收缩期震颤
E. 胸骨右缘第2肋间舒张期震颤

37. 下列各项,不会出现第一心音强弱不等的是
A. 频发室性早搏
B. 室性心动过速
C. 一度房室传导阻滞
D. 三度房室传导阻滞
E. 心房颤动

38. 病理性双侧瞳孔缩小,可见于
A. 有机磷农药中毒
B. 青光眼
C. 视神经萎缩
D. 脑肿瘤
E. 脑疝

39. 引起血小板减少的疾病是
A. 急性白血病
B. 真性红细胞增多症
C. 慢性粒细胞白血病
D. 急性大失血
E. 急性溶血

40. 正常人血清白蛋白/球蛋白(A/G)的比值是
A. $(0.5 \sim 1.0):1$
B. $(1.0 \sim 1.5):1$
C. $(1.5 \sim 2.0):1$
D. $(1.5 \sim 2.5):1$
E. $(3.0 \sim 4.5):1$

41. 血肌酐(Cr)测定反映的功能是
A. 肾小球滤过功能
B. 肾小管排泌功能
C. 肾小管重吸收功能
D. 肾脏调节水液平衡功能
E. 肾脏调节酸碱平衡功能

42. 引起血清总胆固醇增高的疾病是
A. 肝硬化
B. 甲状腺功能亢进症
C. 严重贫血
D. 严重营养不良
E. 肾病综合征

43. 尿细菌培养阳性提示尿路感染时,其细菌计数应大于
A. 10^4/mL
B. 10^5/mL
C. 10^6/mL
D. 10^7/mL

E. $10^8/mL$

44. 出现脓痰的疾病是
   A. 支气管扩张症
   B. 支气管哮喘
   C. 肺结核
   D. 支气管炎
   E. 急性肺水肿

45. 脑脊液外观呈毛玻璃样浑浊的疾病是
   A. 化脓性脑膜炎
   B. 结核性脑膜炎
   C. 病毒性脑膜炎
   D. 蛛网膜下腔出血
   E. 流行性乙型脑炎

46. 不符合三度房室传导阻滞心电图特征的是
   A. 心房率 < 心室率
   B. 心房率 > 心室率
   C. PP 间期相等
   D. RR 间期相等
   E. QRS 波群形态可正常,也可呈宽大畸形

47. 诊断左心室肥大的最基本条件是
   A. 电轴左偏
   B. 左心室高电压
   C. V_5、V_6 导联 VAT > 0.05s
   D. ST-T 改变
   E. QRS 波群时间延长达 0.10~0.11s

48. 下列心电图表现,不符合房性早搏的是
   A. P′波提前出现,与窦性 P 波不同
   B. QRS 波群形态多正常
   C. P′R 间期 > 0.12s
   D. 代偿间歇完全
   E. P′波后可以没有 QRS 波群

49. 下列疾病,立位 X 线透视可见膈下游离气体影的是

A. 急性胃穿孔
B. 肠梗阻
C. 肠套叠
D. 肝破裂
E. 结肠肿瘤

50. 患者肺功能显示 50% > FEV_1 ≥ 30%,其 COPD 的严重程度分级是
   A. 不能分级
   B. Ⅰ级
   C. Ⅱ级
   D. Ⅲ级
   E. Ⅳ级

51. 慢性肺源性心脏病的首要死亡原因是
   A. 酸碱失衡
   B. 电解质紊乱
   C. 心律失常
   D. 消化道出血
   E. 肺性脑病

52. 支气管哮喘典型发作的临床表现是
   A. 吸气性呼吸困难
   B. 伴有哮鸣音的呼气性呼吸困难
   C. 伴有哮鸣音的混合性呼吸困难
   D. 伴有哮鸣音的呼吸困难,咳粉红色泡沫痰
   E. 发作 24 小时以上伴咯血

53. 肺癌远处转移可出现的临床表现是
   A. 锁骨上淋巴结肿大
   B. Horner 综合征
   C. 肥大性肺性骨关节病
   D. 上腔静脉压迫综合征
   E. 咽下困难

54. 易引起 Horner 综合征的肺癌是
   A. 中央型肺癌
   B. 周围型肺癌

C. 肺上沟瘤

D. 细支气管肺泡癌

E. 小细胞肺癌

55. 诱发和加重心力衰竭最主要、最常见的诱因是

A. 肺部感染

B. 过度劳累

C. 情绪激动

D. 原有心脏病加重

E. 过多过快输血、输液

56. 最有助于诊断心力衰竭的辅助检查是

A. 超声心动图

B. 放射性核素

C. 冠状动脉造影

D. 血浆脑钠肽

E. 胸部X线

57. 急性肺水肿的早期治疗措施,下列叙述错误的是

A. 取平卧位抬高下肢

B. 高流量给氧

C. 应用利尿剂

D. 应用洋地黄类强心剂

E. 皮下或静脉注射吗啡

58. 房室交界区折返性心动过速发作时,首选的治疗措施是

A. 静脉注射毛花苷C

B. 静脉注射利多卡因

C. 肌内注射升压药

D. 机械刺激迷走神经

E. 同步直流电复律

59. 下列各项,属于缓慢性心律失常的是

A. 并行心律性心动过速

B. 预激综合征

C. 心房扑动

D. 逸搏与逸搏心律

E. 早搏

60. 急性心肌梗死引起急性左心衰竭,主要的治疗措施是

A. 扩充血容量

B. 强心

C. 应用吗啡和利尿剂

D. 抗感染

E. 升血压

61. 十二指肠溃疡的好发部位是

A. 球部

B. 乳头的近段降部

C. 乳头的远段降部

D. 十二指肠水平段

E. 十二指肠升段

62. 治疗消化性溃疡的药物中,属于胃黏膜保护剂的是

A. 米索前列醇

B. 氢氧化铝

C. 西咪替丁

D. 奥美拉唑

E. 山莨菪碱

63. 临床分级为轻、中度的溃疡性结肠炎的首选治疗药物是

A. 泼尼松

B. 6-巯基嘌呤

C. 柳氮磺吡啶

D. 替硝唑

E. 阿莫西林

64. 不属于再生障碍性贫血的诊断要点的是

A. 全血细胞减少

B. 脾肿大

C. 骨髓增生减低

D. 一般抗贫血治疗无效

E. 除外其他引起全血细胞减少的疾病

65. 诊断白细胞减少症的标准是
    A. 周围血白细胞持续低于 $5 \times 10^9/L$
    B. 周围血白细胞持续低于 $4.5 \times 10^9/L$
    C. 周围血白细胞持续低于 $4 \times 10^9/L$
    D. 周围血白细胞持续低于 $3.5 \times 10^9/L$
    E. 周围血白细胞持续低于 $3 \times 10^9/L$

66. 治疗原发性血小板减少性紫癜的有效方法是
    A. 叶酸、睾酮、维生素 K
    B. 睾酮、免疫抑制剂、脾切除
    C. 铁剂、叶酸、睾酮
    D. 肾上腺皮质激素、免疫抑制剂、睾酮
    E. 肾上腺皮质激素、免疫抑制剂、脾切除

67. 1 型糖尿病的临床表现是
    A. 有明显的"三多一少"症状
    B. 中老年多见
    C. 肥胖者多见
    D. 起病缓,症状轻
    E. 对胰岛素较不敏感

68. 糖皮质激素治疗系统性红斑狼疮的作用机制是
    A. 抗休克
    B. 控制炎症,抑制免疫反应
    C. 控制感染
    D. 抗过敏
    E. 抗内毒素

69. 癫痫单纯部分性发作的持续时间是
    A. 几分钟
    B. 十几分钟
    C. 不超过 1 分钟
    D. 几十分钟
    E. 1 小时以上

70. 撰写"医家五戒十要"的医家是
    A. 李时珍
    B. 陈实功
    C. 孙思邈
    D. 张仲景
    E. 华佗

71. 手术治疗中患者知情权一般不包括
    A. 有自主选择的权利
    B. 有同意的合法权利
    C. 有明确决定的理解力
    D. 有家属代为决定的权利
    E. 有做出决定的认知力

72. "上以疗君亲之疾,下以救贫贱之厄,中可保身长全"体现的医疗活动原则是
    A. 尊重原则
    B. 保密原则
    C. 公益原则
    D. 审慎原则
    E. 公正原则

73. 下列各项,不符合道德要求的是
    A. 尽量为患者选择安全有效的药物
    B. 要严格遵守各种抗生素的用药规则,尽可能开患者要求的好药和贵重药物
    C. 在医疗过程中要为患者保守秘密
    D. 对婴幼患儿、老年患者的用药应该谨慎,防止肾功能损害
    E. 钻研药理知识,防止粗疏和盲目用药

74. 在使用辅助检查时,不适宜的是
    A. 严格掌握适应证
    B. 应该广泛依赖辅助检查
    C. 有利于提高医生认识疾病的能力
    D. 应从患者的利益出发决定做什么项目
    E. 结合临床应用辅助检查手段

75. 医学道德评价的标准是

A. 疗效标准、社会标准、科学标准
B. 科学标准、实践标准、疗效标准
C. 疗效标准、医学标准、科学标准
D. 疗效标准、行为标准、科学标准
E. 经济标准、社会标准、科学标准

A2型题(76~95题)

> **答题说明**
> 每一道试题是以一个小案例出现的,其下面都有A、B、C、D、E五个备选答案。请从中选择一个最佳答案,并在答题卡上将相应题号的相应字母所属的方框涂黑。

76. 患者,男,67岁。慢性肺心病病史6年,因呼吸道感染原有症状、体征加重,因睡眠障碍服用镇静剂3天后,出现精神恍惚、烦躁不安。该患者可能出现的并发症是
    A. 消化道出血
    B. 心律失常
    C. 肺性脑病
    D. 休克早期
    E. 酸碱平衡失调

77. 患者,女,26岁。支气管哮喘病史13年,今晨上班途中因吸入汽车尾气突然发作,以喘憋、呼吸困难为主,伴心悸、乏力。为控制发作应首选的药物是
    A. 沙丁胺醇气雾剂
    B. 异丙托溴铵气雾剂
    C. 泼尼松片
    D. 色甘酸钠气雾剂
    E. 茶碱缓释片

78. 患者,男,25岁。发作性干咳3个月,伴有夜间胸闷,无发热、咯血。查体:双肺未闻及干湿啰音。为明确诊断应首选的检查是
    A. 心脏彩超
    B. X线胸片
    C. 肺功能
    D. 心电图
    E. 胃镜

79. 患者,女,40岁。既往有风湿性心脏病5年。近半个月来纳差,恶心,呕吐,肝区疼痛,尿少。查体:颈静脉怒张,心尖区可闻及舒张期杂音,三尖瓣区可闻及收缩期杂音,肝肋下2cm。应首先考虑的诊断是
    A. 肝炎
    B. 右心衰竭
    C. 左心衰竭
    D. 肝硬化
    E. 全心衰竭

80. 患者,女,30岁。既往有风湿性关节炎病史。查体:心尖部可闻及4/6级收缩期杂音。X线检查示:左心房、左心室增大。应首先考虑的心瓣膜病变是
    A. 二尖瓣关闭不全
    B. 二尖瓣狭窄
    C. 主动脉瓣关闭不全
    D. 主动脉瓣狭窄
    E. 肺动脉瓣狭窄

81. 患者,男,50岁。既往有高血压病史10年。今日剧烈头痛,眩晕,恶心,呕吐。查体:无肢体活动障碍,血压200/120mmHg。为快速降压,应选择下列哪种药物
    A. 硝普钠
    B. 普萘洛尔
    C. 硝苯吡啶
    D. 降压灵
    E. 复方降压片

82. 患者,男,48岁。周期性上腹痛2年余。最近1周持续左季肋部局限性疼痛、压痛。钡餐造影提示:胃角部龛影,直径1cm。胃酸分泌正常偏低。内科保守治疗8周后疼痛稍减轻,进一步处理应首选
   A. 纤维胃镜检查与活检
   B. 继续保守治疗,反复大便隐血试验
   C. 钡餐造影检查
   D. 继续保守治疗
   E. 手术治疗

83. 患者,男,50岁。1个月来上腹部胀满不适,餐后加重,明显反酸、恶心、呕吐。查体:腹部可见蠕动波,触之有振水音。可能的诊断是
   A. 十二指肠球部溃疡并幽门梗阻
   B. 胃体溃疡并幽门梗阻
   C. 慢性胃体炎并幽门梗阻
   D. 慢性胃窦炎并幽门梗阻
   E. 胃角溃疡并幽门梗阻

84. 患者,男,29岁。慢性腹泻3年余,大便4～5次/日。近日劳累后病情加重,大便增加至7～9次/日,多为肉眼脓血便,伴腹痛及发热,排便后腹痛可缓解,已应用柳氮磺吡啶治疗,症状缓解不佳。为进一步治疗应给予
   A. 克拉霉素
   B. 诺氟沙星
   C. 泼尼松
   D. 环孢素A
   E. 环磷酰胺

85. 患者,男,50岁。既往体健,查体时发现肝右季肋下2cm,质硬无压痛,脾可触及。ALT正常范围。肝穿刺活体组织检查:假小叶形成。其诊断是
   A. 慢性活动性肝炎
   B. 慢性持续性肝炎
   C. 肝硬化代偿期
   D. 肝脓肿
   E. 肝纤维化

86. 患者,女,30岁。尿痛、尿频、尿急2天,伴发热、腰痛、恶心、呕吐;血压120/80mmHg;尿常规检查发现红细胞、白细胞及白细胞管型。其诊断可能是
   A. 急性膀胱炎
   B. 急性肾盂肾炎
   C. 慢性肾盂肾炎
   D. 急性肾炎
   E. 慢性肾炎

87. 患者,女,36岁。因皮肤黏膜出血、发热1个月就诊,诊断为"急性再生障碍性贫血"。支持诊断的血小板检查结果是
   A. $<100 \times 10^9/L$
   B. $<50 \times 10^9/L$
   C. $<30 \times 10^9/L$
   D. $<20 \times 10^9/L$
   E. $<10 \times 10^9/L$

88. 患者,女,19岁。经期延长10多天。查体:贫血貌,皮肤散在出血点,肝、脾未扪及。血红蛋白100g/L,白细胞$10 \times 10^9/L$,血小板$25 \times 10^9/L$。骨髓增生活跃,骨髓涂片可见巨核细胞50个。其可能的诊断是
   A. 再生障碍性贫血
   B. 急性白血病
   C. 系统性红斑狼疮
   D. 脾功能亢进
   E. 特发性血小板减少性紫癜

89. 患者,男,21岁。发热、反复感染、周身乏力2个月,拟诊为"急性白血病"。骨髓检查:有核细胞显著增生。有助于确诊的结果是
   A. 原始细胞≥5%

B. 原始细胞≥10%

C. 原始细胞≥15%

D. 原始细胞≥20%

E. 原始细胞≥30%

90. 患者,女,36岁。确诊为Graves病,PTU治疗症状控制,甲状腺缩小,维持治疗25mg/d已超过1年半。考虑停药,有助于判断是否停药的检查是

A. TSAb测定

B. 甲状腺摄^{131}I率

C. T_3抑制试验

D. 放射性核素扫描

E. 基础代谢率测定

91. 患者,女,56岁。1型糖尿病患者,近期由于肺部感染,原有症状明显加重,诊断为糖尿病酮症酸中毒。其首要的治疗措施是

A. 补液

B. 纠正酸中毒

C. 控制感染

D. 纠正电解质紊乱

E. 应用胰岛素

92. 患者,女,57岁。反复低热5月余,伴四肢大小关节肿痛。实验室检查:白细胞8.7×10^9/L,血红蛋白89g/L,ANA(-),RF(+)。拟诊为"类风湿关节炎",提示疾病处于活动期最有价值的表现是

A. 晨僵

B. 关节肿胀

C. 类风湿结节

D. 贫血

E. 抗角蛋白抗体阳性

93. 患者,女,25岁。发热2周,伴四肢关节酸痛,无皮疹。胸部X线片示:两侧少量胸腔积液。查体:体温39℃,心率120次/分,两下肺叩诊浊音,呼吸音低,肝脾未触及,两手掌指关节及膝关节轻度肿胀。血常规:血红蛋白100g/L,白细胞3×10^9/L,血小板5×10^9/L;尿常规:蛋白1g/L。该患者最可能的诊断是

A. 类风湿关节炎

B. 系统性红斑狼疮

C. 结核性胸膜炎

D. 病毒感染

E. 再生障碍性贫血

94. 患儿,男,12岁。既往有癫痫病史1年,发作时突然意识丧失,活动停止,呼之不应,两眼瞪视不动,持续5~30秒后恢复,事后不能回忆。其癫痫发作类型是

A. 部分运动性发作

B. 复杂部分性发作

C. 失神发作

D. 全面性强直-阵挛发作

E. 婴儿阵挛

95. 患者,女,55岁。昏睡。查体:深昏迷状态,呼吸有轻微大蒜味,疑为有机磷农药中毒。对诊断最有帮助指标是

A. 全血胆碱酯酶活力降低

B. 大小便失禁

C. 肌肉抽动

D. 呕吐物有大蒜味

E. 瞳孔缩小

A3型题(96~110题)

答题说明

以下提供若干个案例,每个案例下设3道考题。请根据题干所提供的信息,在每一道考题下面的A、B、C、D、E五个备选答案中选择一个最佳答案,并在答题卡上将相应题号的相应字母所属的方框涂黑。

(96~98题共用题干)

患者,女,24岁。幼年有"支气管哮喘"。反复出现发作性气喘、咳嗽2年,每月发作2~4次,吸入煤烟或香烟烟雾后出现喘息,咳少量白色黏痰,口服抗生素及氨茶碱后缓解,无发作时如常人,曾行X线胸片检查无异常。本次就诊查体:双肺呼吸音清晰,无干、湿啰音。

96. 最可能的诊断是
　　A. 支气管内膜结核
　　B. 支气管肺癌
　　C. 支气管哮喘
　　D. 支气管扩张症
　　E. 慢性支气管炎

97. 对确诊最有价值的检查是
　　A. 胸部X线片
　　B. 胸部CT
　　C. 痰培养
　　D. 支气管激发试验
　　E. 纤维支气管镜

98. 最适宜的治疗是
　　A. 吸入糖皮质激素和长效β受体激动剂
　　B. 静脉滴注糖皮质激素
　　C. 口服氨茶碱
　　D. 口服抗生素和氨茶碱
　　E. 吸入沙丁胺醇气雾剂

(99~101题共用题干)

患者,男,55岁。间歇性上腹部不适5年,餐后加重,伴嗳气。胃液分析结果:基础胃酸分泌量(BAO)为0(正常值1~2mmol/h),最大胃酸分泌量(MAO)为5mmol/h(正常值17~23mmol/h),壁细胞总数(PCM)为2.5×10^9个。

99. 最可能的诊断是

　　A. 胃溃疡
　　B. 十二指肠球部溃疡
　　C. 慢性浅表性胃炎
　　D. 慢性萎缩性胃炎
　　E. 胃癌

100. 下列哪种疾病可见血清胃泌素减少
　　A. 胃溃疡
　　B. 慢性十二指肠球炎
　　C. 浅表性胃炎
　　D. 十二指肠溃疡
　　E. 慢性萎缩性胃窦炎

101. 诊断慢性胃炎,首选下列哪项检查
　　A. 胃液分析
　　B. 临床表现
　　C. 胃镜检查
　　D. X线检查
　　E. 酶学检查

(102~104题共用题干)

患者,女,30岁。1周来发热、尿频、尿急、尿痛伴腰痛,既往无类似病史。查体:体温38.5℃,心肺未见异常,腹软,肝脾肋下未触及,双肾区有叩击痛。实验室检查:尿蛋白(+),白细胞30~50/HP,可见白细胞管型。

102. 该患者最可能的诊断是
　　A. 急性肾小球肾炎
　　B. 急性尿道炎
　　C. 急性膀胱炎
　　D. 急性肾盂肾炎
　　E. 尿道综合征

103. 不宜作为首选治疗药物的是
　　A. 喹诺酮类
　　B. 头孢菌素类
　　C. 红霉素

D. 半合成广谱青霉素
E. 克林霉素

104. 一般用药的总疗程是
   A. 1~3 天
   B. 3~7 天
   C. 7~14 天
   D. 14~20 天
   E. 20~30 天

(105~107 题共用题干)
患者,女,42 岁。双手指间关节疼痛半年,左腕关节肿痛 4 周。查体:左腕关节肿胀,压痛(+);双手第 2、4、5 近端指间关节压痛(+),无肿胀。实验室检查:ESR 45mm/h,CRP 18.7mg/L(正常<8mg/L),RF(-),抗 CCP 抗体 152RU/mL(正常值<5RU/mL)。

105. 该患者应首先考虑的诊断是
   A. 强直性脊柱炎
   B. 风湿性关节炎
   C. 系统性红斑狼疮
   D. 类风湿关节炎
   E. 骨关节炎

106. 下列检查中,对诊断最为关键的是
   A. 类风湿因子
   B. 抗核抗体
   C. 红细胞沉降率
   D. C 反应蛋白
   E. 血免疫球蛋白+补体

107. 治疗应首选的药物是
   A. 青霉素
   B. 布洛芬
   C. 青霉胺
   D. 地塞米松
   E. 甲氨蝶呤

(108~110 题共用题干)
患者,男,24 岁。突然意识不清,跌倒,全身强直数秒后抽搐,咬破舌,2 分钟后抽搐停止,醒后活动正常。

108. 首先应考虑的诊断是
   A. 脑出血
   B. 脑血栓形成
   C. 蛛网膜下腔出血
   D. 癫痫
   E. 脑栓塞

109. 应进一步做的检查是
   A. 头颅 X 线片
   B. 脑电图
   C. 脑脊液检查
   D. 脑血管造影
   E. 经颅超声多普勒(TCD)

110. 治疗的首选药物是
   A. 降颅内压药
   B. 溶栓药
   C. 止血药
   D. 扩血管药
   E. 抗癫痫药

B1 型题(111~150 题)

答题说明

以下提供若干组考题,每组考题共用在考题前列出的 A、B、C、D、E 五个备选答案。请从中选择一个最佳答案,并在答题卡上将相应题号的相应字母所属的方框涂黑。某个备选答案可能被选择一次、多次或不被选择。

A. 凉膈散
B. 泻白散
C. 龙胆泻肝汤
D. 芍药汤
E. 清胃散

111. 药物组成中含有生地黄、当归、丹皮、黄

连、升麻的方剂是
112. 药物组成中含有栀子、泽泻、黄芩、生地黄、当归的方剂是

A. 肝、脾
B. 肝、胃
C. 脾、胃
D. 肝、肾
E. 脾、肾

113. 吴茱萸汤主证病机涉及的主要脏腑是
114. 理中丸主证病机涉及的主要脏腑是

A. 炮附子、山茱萸
B. 炮附子、肉桂
C. 枸杞子、菟丝子
D. 山茱萸、牛膝
E. 鹿角胶、龟甲胶

115. 肾气丸和地黄饮子两方药物组成中均含有
116. 左归丸和右归丸两方的药物组成中均含有

A. 逍遥散
B. 真人养脏汤
C. 易黄汤
D. 桑螵蛸散
E. 参苓白术散

117. 治疗脾肾虚寒,肠失固涩所致之久泻久痢,宜用
118. 治疗肾虚湿热所致之带下,宜用

A. 补气活血,化瘀通络
B. 活血祛瘀,疏肝通络
C. 活血化瘀,缓消癥块
D. 活血祛瘀,散结止痛
E. 活血祛瘀,温经止痛

119. 复元活血汤的功用是
120. 补阳还五汤的功用是

A. 燥湿运脾
B. 发汗祛湿
C. 健脾助运
D. 渗湿健脾
E. 补气健脾

121. 平胃散中配伍苍术的用意是
122. 九味羌活汤中配伍苍术的用意是

A. 保和丸
B. 健脾丸
C. 半夏泻心汤
D. 枳实导滞丸
E. 三子养亲汤

123. 饮食不节,脘腹痞胀,嗳腐吞酸,恶食呕吐,大便溏泄,舌苔厚腻,脉滑者。治宜选用
124. 食积内停,脘腹胀痛,泄泻,小便短赤,舌苔黄腻,脉沉有力者。治宜选用

A. 稽留热
B. 弛张热
C. 间歇热
D. 回归热
E. 波状热

125. 疟疾常出现的热型是
126. 伤寒常出现的热型是

A. 肺气肿
B. 大量胸腔积液
C. 气胸
D. 支气管肺炎
E. 肺不张

127. 肺部叩诊呈过清音的是
128. 胸部叩诊呈鼓音的是

A. 匙状甲
B. 指间关节呈梭形
C. 肢端肥大
D. 爪形手

E. 杵状指
129. 尺神经损伤常出现的体征是
130. 垂体前叶肿瘤常出现的体征是

A. (3.5~5.0)×10^{12}/L
B. (6.0~7.0)×10^{12}/L
C. 110~150g/L
D. 120~160g/L
E. (4.0~5.5)×10^{12}/L

131. 成年男性红细胞的正常值是
132. 成年女性红细胞的正常值是

A. V_1、V_2、V_3
B. Ⅰ、Ⅱ、Ⅲ
C. Ⅰ、aVL、V_6
D. Ⅱ、Ⅲ、aVF
E. V_7、V_8、V_9

133. 反映侧壁心肌梗死的导联是
134. 反映下壁心肌梗死的导联是

A. 肺大疱
B. 肺脓肿
C. 浸润型肺结核空洞形成
D. 慢性纤维空洞型肺结核
E. 周围型肺癌空洞形成

135. X线示右上肺有多发的厚壁空洞,周围有较广泛的纤维条索影。应首先考虑的是
136. X线示右下肺有大片的浓密阴影,其内见一个含有液平面的圆形空洞,洞内壁光整,洞壁较厚。应首先考虑的是

A. 主动脉瓣区第二心音亢进
B. 第一心音亢进
C. 心尖区第一心音增强
D. 肺动脉瓣区第二心音亢进
E. 三尖瓣区收缩期杂音和剑突下搏动

137. 慢性肺心病肺动脉高压的主要表现是
138. 慢性肺心病右心室扩大的主要表现是

A. 洋地黄
B. β受体阻滞剂
C. 血管紧张素转换酶抑制剂
D. 血管紧张素Ⅱ受体阻滞剂
E. 利尿剂

139. 减少心力衰竭患者病情复发,降低猝死率的药物是
140. 明显改善心力衰竭患者临床症状,减少住院率的药物是

A. 进食后1小时以内疼痛
B. 进食后3~4小时疼痛
C. 进餐前2小时疼痛
D. 进餐后2小时疼痛
E. 疼痛无固定时间

141. 胃溃疡疼痛的特点是
142. 十二指肠溃疡疼痛的特点是

A. 琥珀酸亚铁
B. 叶酸及维生素B_{12}
C. 促红细胞生成素
D. 雄激素
E. 泼尼松

143. 治疗慢性肾衰竭贫血最有效的药物是
144. 治疗慢性再生障碍性贫血最有效的药物是

A. 口服葡萄糖耐量试验(OGTT)
B. 血酮体、尿酮体检查
C. 血脂测定
D. 糖化血红蛋白测定
E. 空腹血糖测定

145. 空腹或餐后血糖未达到诊断标准,应进一步检查的是
146. 监测糖尿病病情的重要指标是

A. 杜绝对患者的有意伤害
B. 选择受益最大、损伤最小的治疗方案
C. 患者及家属无法实行知情同意时,医

生可以行使家长权
　D. 对患者一视同仁
　E. 合理筛选肾脏移植手术者
147. 体现尊重原则的是
148. 体现无伤原则的是

　A. 仁爱
　B. 严谨
　C. 诚实
　D. 公正
　E. 奉献

149. 以人道主义精神关心爱护患者的医学道德品质是
150. 对患者一视同仁,在医疗资源分配等问题上公平公正的医学道德品质是

A1 型题(1~55题)

答题说明

每一道试题下面有 A、B、C、D、E 五个备选答案。请从中选择一个最佳答案,并在答题卡上将相应题号的相应字母所属的方框涂黑。

1. 感冒多发的季节是
   A. 春夏
   B. 夏秋
   C. 秋冬
   D. 冬春
   E. 四季

2. 下列外感咳嗽与内伤咳嗽的鉴别要点中,无意义的是
   A. 病程的长短
   B. 起病的缓急
   C. 咳痰的多少
   D. 是否兼有脏腑受损
   E. 是否兼有表证

3. 治疗热哮发作期,应首选
   A. 桑白皮汤
   B. 麻杏甘石汤
   C. 苏子降气汤
   D. 定喘汤
   E. 泻白散

4. 下列各项,不符合正虚喘脱证主症的是
   A. 喘逆剧甚,端坐不能平卧
   B. 心慌动悸,烦躁不安
   C. 面青唇紫,汗出如珠
   D. 肢体浮肿,按之凹陷
   E. 脉浮大无根

5. 肺痈成痈期的病机是
   A. 风热外袭,卫表不和,邪热壅肺,肺失清肃
   B. 邪毒渐去,肺体损伤,阴伤气耗
   C. 热毒蕴肺,蒸液成痰,热壅血瘀,蕴酿成痈
   D. 热壅血瘀,血败肉腐,痈肿内溃,脓液外泄
   E. 邪热蕴肺,蒸液成痰,痰热壅滞,肺失清肃

6. 肺痨的四大主症是
   A. 咳嗽、胸痛、发热、汗出
   B. 咳嗽、咯血、潮热、盗汗
   C. 咳嗽、消瘦、低热、自汗
   D. 咳嗽、神疲、心悸、盗汗
   E. 干咳、气促、潮热、胸痛

7. 治疗肺胀之阳虚水泛证,首选的方剂是
   A. 苏子降气汤合三子养亲汤
   B. 越婢加半夏汤
   C. 桑白皮汤
   D. 真武汤合五苓散
   E. 平喘固本汤合补肺汤

8. 治疗心悸心血不足证,应首选
   A. 天王补心丹
   B. 安神定志丸
   C. 桂枝甘草龙骨牡蛎汤
   D. 归脾汤
   E. 朱砂安神丸

9. 治疗胸痹心肾阴虚证,应首选
   A. 天王补心丹合炙甘草汤
   B. 六味地黄丸
   C. 麦味地黄丸
   D. 滋水清肝饮
   E. 沙参麦冬汤

10. 下列各项,不符合真心痛气虚血瘀证临床表现的是
    A. 心胸刺痛
    B. 动则加重

C. 短气乏力

D. 舌质暗淡

E. 脉微欲绝

11. 不寐的治疗原则为
    A. 益气养血,补益肝肾
    B. 清热化痰,安神定志
    C. 补虚泻实,调整阴阳
    D. 先治其标,后治其本
    E. 补虚扶正,充髓养脑

12. 治疗中风中经络肝阳上扰证,首选的方剂是
    A. 羚角钩藤汤
    B. 天麻钩藤饮
    C. 镇肝息风汤
    D. 解语丹
    E. 地黄饮子

13. 痴呆的基本病机为
    A. 阴精不足,气血亏虚
    B. 髓海不足,神机失用
    C. 脏腑亏虚,痰瘀内阻
    D. 以虚为本,虚实夹杂
    E. 气滞血瘀,痰浊内阻

14. 治疗胃痛寒邪客胃证,应首选的方剂是
    A. 吴茱萸汤
    B. 良附丸
    C. 桂枝人参汤
    D. 小建中汤
    E. 当归建中汤

15. 下列哪项不是呕吐痰饮内阻证的特征
    A. 呕吐清水痰涎
    B. 脘闷不食
    C. 头眩、心悸
    D. 胸胁疼痛
    E. 脉滑

16. 呃逆的病位在
    A. 食管
    B. 膈
    C. 胃
    D. 脾
    E. 肝

17. 治疗噎膈瘀血内结证的主方是
    A. 血府逐瘀汤
    B. 丹参饮
    C. 身痛逐瘀汤
    D. 膈下逐瘀汤
    E. 通幽汤

18. 泄泻的辨证要点中,首先要辨别的是
    A. 辨泻下之物
    B. 辨暴泻与久泻
    C. 辨有无腹痛
    D. 辨脏腑定位
    E. 辨外感内伤

19. 疫毒痢的治法是
    A. 清热解毒化湿
    B. 活血解毒和胃
    C. 凉血清热利湿
    D. 清热利湿和胃
    E. 清热凉血解毒

20. 治疗黄疸(阳黄)热重于湿证,首选的方剂是
    A. 茵陈术附汤
    B. 大柴胡汤
    C. 茵陈五苓散
    D. 茵陈蒿汤
    E. 龙胆泻肝汤

21. 疟疾的临床特征为
    A. 寒热往来
    B. 恶寒发热

C. 寒战壮热,休作有时
D. 寒战壮热,发无休止
E. 乍寒乍热

22. 下列各项,不属于水肿病理因素的是
   A. 风邪
   B. 水湿
   C. 痰浊
   D. 疮毒
   E. 瘀血

23. 鉴别淋证与癃闭的关键点在于
   A. 有无小便短赤灼热
   B. 有无排尿困难
   C. 有无小便浑浊
   D. 有无排尿疼痛
   E. 有无小便量少

24. 治疗郁证心肾阴虚证,应首选的方剂是
   A. 天王补心丹合六味地黄丸
   B. 安神定志丸合左归丸
   C. 丹栀逍遥散合朱砂安神丸
   D. 泻心汤合左归丸
   E. 龙胆泻肝汤合半夏厚朴汤

25. 治疗吐血肝火犯胃证,应首选的方剂是
   A. 桑菊饮
   B. 玉女煎
   C. 清营汤
   D. 龙胆泻肝汤
   E. 泻心汤

26. 悬饮饮停胸胁者,首选的方剂是
   A. 十枣汤
   B. 小青龙汤
   C. 葶苈大枣泻肺汤
   D. 甘遂半夏汤
   E. 苓桂术甘汤

27. 消渴的治疗原则是
   A. 健脾补肾
   B. 滋阴温阳
   C. 滋阴清热,益气健脾
   D. 清热润燥,养阴生津
   E. 滋阴益气,活血化瘀

28. 治疗内伤发热痰湿郁热证,首选的方剂是
   A. 苓桂术甘汤
   B. 龙胆泻肝汤
   C. 丹栀逍遥散
   D. 藿香正气散
   E. 黄连温胆汤合中和汤

29. 下列各项中,不是虚劳病因的是
   A. 禀赋薄弱
   B. 情志失调
   C. 烦劳过度
   D. 饮食不节
   E. 大病久病

30. 厥证与中风的主要鉴别点是
   A. 患者的年龄
   B. 发病时有无四肢厥冷
   C. 神昏时间的长短
   D. 醒后有无后遗症
   E. 发病时有无牙关紧闭

31. 引起痛痹最主要的外邪是
   A. 风邪
   B. 寒邪
   C. 湿邪
   D. 热邪
   E. 燥邪

32. 治疗颤证痰热风动证,应首选的方剂是
   A. 大定风珠
   B. 天麻钩藤饮合镇肝息风汤
   C. 导痰汤合羚角钩藤汤

D. 地黄饮子
E. 黄连温胆汤

33. 治疗湿热腰痛,应首选
    A. 甘姜苓术汤
    B. 四妙丸
    C. 羌活胜湿汤
    D. 薏苡仁汤
    E. 乌头汤

34. 被称为"阳脉之海"的是
    A. 带脉
    B. 督脉
    C. 冲脉
    D. 阳维脉
    E. 阳跷脉

35. 大肠的募穴是
    A. 下脘
    B. 中脘
    C. 梁门
    D. 水道
    E. 天枢

36. 既为脾经络穴,又属于八脉交会穴的是
    A. 公孙
    B. 丰隆
    C. 后溪
    D. 列缺
    E. 阴陵泉

37. 位于足背第2、3趾间,趾蹼缘后方赤白肉际处的腧穴是
    A. 内庭
    B. 行间
    C. 侠溪
    D. 太白
    E. 然谷

38. 可治疗热病、头痛、咽喉肿痛的腧穴是
    A. 后溪
    B. 少泽
    C. 养老
    D. 支正
    E. 听宫

39. 下列腧穴中,属于手少阳三焦经的是
    A. 肩髎
    B. 巨髎
    C. 次髎
    D. 颧髎
    E. 瞳子髎

40. 光明穴可以治疗的病证是
    A. 痴呆
    B. 热病
    C. 失眠
    D. 胸乳胀痛
    E. 足跗肿痛

41. 对治疗癫病有较好作用的腧穴是
    A. 长强
    B. 腰阳关
    C. 命门
    D. 秩边
    E. 志室

42. 适宜仰靠坐位针刺的腧穴是
    A. 头、面、胸部腧穴和上、下肢部分腧穴
    B. 身体侧面腧穴和上、下肢部分腧穴
    C. 头、项、脊背、腰骶部的腧穴
    D. 前头、颜面和颈前等部位的腧穴
    E. 后头和项、背部的腧穴

43. 针刺浅薄部位的腧穴,应用
    A. 指切进针法
    B. 夹持进针法
    C. 提捏进针法

D. 舒张进针法
E. 套管进针法

44. 属于间接灸的是
   A. 无瘢痕灸
   B. 隔附子饼灸
   C. 蒜泥灸
   D. 太乙神针
   E. 温灸器灸

45. 下列各项,属于施灸禁忌证的是
   A. 泄泻
   B. 脱肛
   C. 瘿瘤
   D. 乳痈初起
   E. 阴虚发热

46. 治疗热证、实证、瘀血证时宜选用的拔罐法是
   A. 闪罐法
   B. 留罐法
   C. 走罐法
   D. 留针拔罐法
   E. 刺血拔罐法

47. 治疗失眠、多梦、神经衰弱宜选用的耳穴是
   A. 角窝上
   B. 内分泌
   C. 角窝中
   D. 神门
   E. 肾上腺

48. 下列各项,不属于对症选穴的是
   A. 落枕取外劳宫
   B. 目赤取耳尖
   C. 发烧取大椎
   D. 痛经取次髎
   E. 肝阳上亢取太冲

49. 肾虚腰痛除主穴外,应加取
   A. 命门、腰阳关
   B. 膈俞、次髎
   C. 太冲、肝俞
   D. 肾俞、太溪
   E. 关元、后溪

50. 治疗痿证肺热伤津者,除主穴外应加用
   A. 阴陵泉、内庭
   B. 尺泽、大椎
   C. 脾俞、胃俞
   D. 肝俞、肾俞
   E. 血海、膈俞

51. 治疗急性泄泻的主穴是
   A. 神阙、天枢、足三里、公孙
   B. 中脘、内关、足三里、合谷
   C. 天枢、上巨虚、阴陵泉、水分
   D. 天枢、下脘、上巨虚、关元
   E. 中脘、天枢、足三里、三阴交

52. 治疗便秘气滞证,除主穴外应加用的是
   A. 脾俞、胃俞
   B. 气海、神阙
   C. 关元、命门
   D. 合谷、曲池
   E. 中脘、行间

53. 针灸治疗缺乳,应选取的腧穴是
   A. 乳根、膻中、少泽
   B. 乳根、太冲、足三里
   C. 乳根、内关、期门
   D. 膻中、少泽、太冲
   E. 肝俞、膻中、少泽

54. 针灸治疗带下病,宜主要选取的经穴是
   A. 任脉、足少阳、足太阴经穴
   B. 任脉、足阳明、足厥阴经穴
   C. 任脉、足少阴、足太阴经穴

D. 带脉、足少阳、足太阴经穴
E. 带脉、足少阴、足厥阴经穴

55. 治疗牙痛的主穴是
A. 合谷、地仓、上关
B. 合谷、颊车、上关
C. 太冲、地仓、下关
D. 合谷、颊车、下关
E. 外关、颊车、下关

A2型题(56~91题)

答题说明

每一道试题是以一个小案例出现的,其下面都有 A、B、C、D、E 五个备选答案。请从中选择一个最佳答案,并在答题卡上将相应题号的相应字母所属的方框涂黑。

56. 患者,女,27岁。既往为冷哮患者,用小青龙汤治疗后,表解而哮喘渐平。现喘则面白汗出,四肢不温,疲惫无神,气短难续,舌质淡胖,脉沉弱。治疗应首选的方剂是
A. 小青龙汤
B. 射干麻黄汤
C. 定喘汤
D. 苏子降气汤
E. 三子养亲汤

57. 患者,男,79岁。反复咳喘32年余。现症见咳吐涎沫,质清稀,量多,不渴,短气不足以息,头眩,神疲乏力,食少,形寒,小便数,舌质淡,脉虚弱。治疗应首选的方剂是
A. 麻黄升麻汤
B. 甘草干姜汤
C. 清燥救肺汤
D. 七味都气丸
E. 麦门冬汤

58. 患者,女,40岁。平素胆小易惊,2天前因受惊吓而心悸不宁,坐卧不安,不寐多梦,恶闻声响,食少纳呆,苔薄白,脉弦细。治疗应首选的方剂是
A. 安神定志丸
B. 归脾汤
C. 甘麦大枣汤
D. 黄连温胆汤
E. 酸枣仁汤

59. 患者,男,56岁。眩晕,精神萎靡,少寐多梦,健忘,腰膝酸软,遗精耳鸣,五心烦热,舌质红,脉弦细数。治疗应首选的方剂是
A. 天麻钩藤饮
B. 归脾汤
C. 左归丸
D. 右归丸
E. 八味肾气丸

60. 患者,女,35岁。平素性情急躁,每因情志刺激诱发痫病发作,发则昏仆不省人事,伴有四肢抽动,口吐涎沫,口苦咽干,尿赤便干,舌暗红,苔黄腻,脉弦滑数。其辨证是
A. 痰火内盛
B. 心火扰动
C. 肝火内郁
D. 肝风内动
E. 风痰扰动

61. 患者,女,53岁。失眠已半年余。现症见不易入睡,多梦易醒,心悸健忘,神疲食少,四肢倦怠,腹胀便溏,舌淡苔薄,脉细无力。其治法是
A. 补益心脾,养血安神
B. 补血养心,益气安神
C. 滋阴降火,交通心肾

D. 温补心阳,安神定悸
E. 通阳泄浊,豁痰清心

62. 患者,男,52岁。平素身体虚弱,今日突然昏仆,不省人事,目合口张,手撒肢冷,汗多,小便自遗,肢体软瘫,舌痿,脉细弱。治疗应首选的方剂是
   A. 归脾汤
   B. 参附汤合生脉散
   C. 六味地黄丸
   D. 肾气丸
   E. 补阳还五汤

63. 患者,男,55岁。反复呕吐1个月,呕吐清水痰涎,脘闷不食,头眩心悸,舌苔白腻,脉滑。治疗应首选的方剂是
   A. 半夏白术天麻汤
   B. 平胃散合甘姜苓术汤
   C. 实脾饮
   D. 小半夏汤合苓桂术甘汤
   E. 藿香正气散

64. 患者,女,37岁。2天前出现腹痛泄泻,经治无效。现泄泻清稀,甚者如水样,腹痛肠鸣,脘闷纳少,苔薄白,脉濡数。应诊断为
   A. 湿热泄泻
   B. 寒湿泄泻
   C. 食滞泄泻
   D. 脾虚泄泻
   E. 肾虚泄泻

65. 患者,男,35岁。下痢3月余,痢下稀薄白冻,腹部隐痛,里急后重,食少神疲,四肢不温,舌淡苔薄白,脉沉细。治疗应首选的方剂是
   A. 桃花汤
   B. 驻车丸
   C. 芍药汤
   D. 胃苓汤

E. 白头翁汤

66. 患者,女,48岁。两胁下积块5年,积块坚硬,隐痛,饮食大减,肌肉瘦削,神倦乏力,面色黧黑,舌质淡紫,脉细数。治疗应首选的方剂是
   A. 木香顺气散
   B. 膈下逐瘀汤合六君子汤
   C. 柴胡疏肝散合失笑散
   D. 逍遥散合鳖甲煎丸
   E. 八珍汤合化积丸

67. 患者,女,45岁。黄疸消退后,脘腹痞闷,肢倦乏力,胁肋隐痛不适,饮食欠香,大便不调,舌苔薄白,脉弦细。其辨证是
   A. 湿热留恋证
   B. 脾虚湿滞证
   C. 寒湿阻遏证
   D. 气滞血瘀证
   E. 肝脾不调证

68. 患者,女,56岁。面浮肢肿,腹部胀满,咳嗽喘息,咳痰清稀,心悸,怕冷,纳差,尿少,便溏,舌胖苔白滑,脉沉细。其治法是
   A. 温肾健脾,化饮利水
   B. 温肾补肺,化痰利水
   C. 温脾补肺,化瘀利水
   D. 温肺补肾,化瘀利水
   E. 补肺纳气,化瘀平喘

69. 患者,女,35岁。小便涩滞,尿后余沥不尽,少腹胀满疼痛,常因情志不舒而加重,苔薄白,脉弦。其治法是
   A. 清热利湿
   B. 利气疏导
   C. 健脾益气
   D. 补虚益肾
   E. 分清泄浊

70. 患者,女,38岁。咽中不适,如有物梗阻,咯之不出,咽之不下,胸中窒闷,舌苔白腻,脉弦滑。其辨证是
 A. 气滞痰郁
 B. 肝气郁结
 C. 气郁化火
 D. 痰浊上扰
 E. 忧郁伤神

71. 患者,男,26岁。近期曾患感冒,已愈。昨日发现小便色红如洗肉水,尿检红细胞高倍镜下满视野,伴有腰痛,心烦口渴,口舌生疮,舌红,脉数。治疗应首选的方剂是
 A. 小蓟饮子
 B. 知柏地黄丸
 C. 茜根散
 D. 无比山药丸
 E. 六味地黄丸合二至丸

72. 患者,男,32岁。皮肤出现青紫斑点5天,伴有鼻衄,口渴,便秘,舌质红,苔黄,脉弦数。治疗应首选的方剂是
 A. 泻白散
 B. 十灰散
 C. 茜根散
 D. 归脾汤
 E. 黄土汤

73. 患者,女,68岁。3天前外感风寒后,自觉身体沉重而疼痛,甚则肢体浮肿,恶寒,无汗,伴咳喘,痰多白沫,胸闷,干呕,口不渴,苔白,脉弦紧。其诊断是
 A. 痰饮
 B. 支饮
 C. 溢饮
 D. 悬饮
 E. 伏饮

74. 患者,男,68岁。头摇不止,肢麻震颤,头晕目眩,胸脘痞闷,口苦口黏,舌体胖大,有齿痕,舌质红,苔黄腻,脉弦滑数。其辨证是
 A. 髓海不足证
 B. 气血亏虚证
 C. 痰热风动证
 D. 阳气虚衰证
 E. 风阳内动证

75. 患者,男,56岁。腰酸乏力,喜按喜揉,劳则益甚,卧则痛减,反复发作,伴有口燥咽干,手足心热,舌红少苔,脉细数。其辨证是
 A. 血瘀证
 B. 湿热证
 C. 寒湿证
 D. 肾阴虚证
 E. 肾阳虚证

76. 患者,男,23岁。1周前外出淋雨受寒。3天前出现腰痛,并放射至小腿后侧。其治疗的主穴是
 A. 腰夹脊、秩边、委中、承山、昆仑
 B. 腰夹脊、环跳、阳陵泉、悬钟、丘墟
 C. 腰夹脊、肾俞、大肠俞、环跳、秩边、委中、阳陵泉
 D. 阿是穴、肾俞、大肠俞、秩边、昆仑
 E. 大肠俞、阿是穴、委中

77. 患者,男,48岁。头胀痛近2年,时作时止,伴目眩易怒,面赤口苦,舌红苔黄,脉弦数。治疗除主穴外,还应选用
 A. 头维、内庭、三阴交
 B. 血海、风池、足三里
 C. 风池、列缺、太阳
 D. 太溪、侠溪、太冲
 E. 丰隆、太阳、风门

78. 患者,女,72岁。1小时前,突然昏仆,不省

人事,半身不遂,目合口张,遗尿,汗出,四肢厥冷,脉细弱。治疗应首选
A. 背俞穴,灸法
B. 任脉经穴,灸法
C. 督脉经穴,灸法
D. 足阳明经穴,灸法
E. 足厥阴经穴,毫针泻法

79. 患者,男,34岁。肘关节肌肉酸痛重着不移2个月,伴有肿胀,肌肤麻木不仁,阴雨天加重,苔白腻,脉濡缓。针灸治疗除主穴外,还应加取
A. 膈俞、血海
B. 曲池、尺泽
C. 曲池、大椎
D. 肾俞、关元
E. 足三里、阴陵泉

80. 患者,女,42岁。头晕目眩,昏眩欲仆,伴耳鸣,腰膝酸软,舌淡,脉沉细。除主穴外,还应选用
A. 行间、侠溪、太溪
B. 头维、丰隆、中脘
C. 气海、脾俞、胃俞
D. 太溪、悬钟、三阴交
E. 血海、膈俞、内关

81. 患者,男,40岁。2天来食入即吐,呕吐酸苦热臭,口渴,喜寒恶热,大便燥结,脉数苔黄。针灸取穴可选用中脘、足三里、内关、合谷、金津、玉液,其中用泻法的是
A. 内关、中脘
B. 内关、足三里
C. 中脘、足三里
D. 金津、玉液
E. 内关、合谷

82. 患者,女,45岁。平素体弱,食欲不振,倦怠乏力。2天前进食水果过量,致腹痛隐

隐,下痢黏滞白冻,喜暖畏寒,胸脘痞闷,口淡不渴,苔白腻,脉濡缓。针灸取穴宜选用
A. 合谷、天枢、上巨虚、曲池、内庭
B. 合谷、天枢、上巨虚、中脘、内庭
C. 合谷、天枢、上巨虚、中脘、气海
D. 合谷、天枢、上巨虚、脾俞、胃俞
E. 合谷、天枢、上巨虚、脾俞、肾俞

83. 患者,女,60岁。烦渴多饮,口干舌燥,尿量频多,舌边尖红,苔薄黄,脉数。治疗应选用的是
A. 足阳明、手阳明、足太阴经穴
B. 相应募穴及手阳明、足太阴经穴
C. 相应背俞穴及足少阴、足太阴经穴
D. 相应背俞穴及足少阴、手太阴经穴
E. 相应募穴及足少阴、足太阴经穴

84. 患者,男,50岁。胃脘部经常隐隐作痛,时泛吐清水,喜暖恶寒,按之痛减,纳差神疲,大便溏,舌苔白,脉弱。治疗除取章门、内关、足三里外,还应取
A. 脾俞、肝俞、下脘
B. 脾俞、胆俞、上脘
C. 脾俞、胃俞、中脘
D. 胃俞、肝俞、三阴交
E. 胃俞、胆俞、上巨虚

85. 患者,女,22岁。月经不调,常提前7天以上,甚至10余天一行。治疗应首选的腧穴是
A. 足三里、脾俞、太冲
B. 命门、三阴交、足三里
C. 关元、三阴交、血海
D. 气海、三阴交、归来
E. 关元、三阴交、肝俞

86. 患者,女,26岁。产后乳少,乳房胀满疼痛,胸胁胀闷,舌红,苔薄黄,脉弦。除乳根、膻中、少泽外,还应加取

A. 太冲、内关
B. 外关、肝俞
C. 膈俞、期门
D. 中脘、天枢、期门
E. 足三里、脾俞、胃俞

87. 患者,女,59岁。两膝关节红肿热痛,尤以右膝为重,痛不可触,关节活动不利,并见身热,口渴,舌苔黄燥,脉滑数。治疗除选取犊鼻、梁丘、阳陵泉、膝阳关外,还应加取
A. 大椎、曲池
B. 肾俞、关元
C. 脾俞、气海
D. 脾俞、胃俞
E. 肾俞、合谷

88. 患者,男,20岁。初起眼有异物感,视物不清,继而目赤肿痛,羞明,流泪,眵多,口苦咽干,苔黄,脉弦数。治疗除主穴外,还应选取
A. 少商、外关
B. 侠溪、行间
C. 太冲、外关
D. 合谷、太冲
E. 太阳、行间

89. 患者,女,26岁。经前腹痛剧烈,拒按,经色紫黑,有血块,血块下后疼痛缓解。治疗应首选
A. 三阴交、足三里、气海
B. 三阴交、脾俞、胃俞
C. 三阴交、中极、次髎
D. 三阴交、肝俞、肾俞
E. 三阴交、太溪、悬钟

90. 患者,男,40岁。突然眼前发黑,昏倒不省人事,呼吸急促,牙关紧闭,舌淡,苔薄,脉沉弦。治疗应选用的腧穴是
A. 水沟、曲池、合谷、足三里
B. 水沟、素髎、内关、三阴交
C. 水沟、百会、内关、足三里
D. 素髎、厉兑、太冲、足三里
E. 素髎、厉兑、太冲、三阴交

91. 患者,男,50岁。右上腹痛,阵发性加剧,并向右肩部放射,伴有恶心呕吐,黄疸,舌苔黄腻,脉滑数,除取穴除阳陵泉、胆囊、胆俞、日月外,还应加用
A. 中脘、天枢
B. 太冲、丘墟
C. 肩井、内关
D. 内庭、阴陵泉
E. 梁丘、太冲

A3型题(92~124题)

答题说明

以下提供若干个案例,每个案例下设3道考题。请根据题干所提供的信息,在每一道考题下面的A、B、C、D、E五个备选答案中选择一个最佳答案,并在答题卡上将相应题号的相应字母所属的方框涂黑。

(92~94题共用题干)
患者,男,48岁。症见恶寒重,发热轻,无汗,头痛,鼻塞声重,时流清涕,咳嗽吐白痰,口不渴,舌苔薄白,脉浮紧。

92. 其辨证是

A. 暑温伤表
B. 气虚感冒
C. 风寒束表
D. 风寒夹湿
E. 表寒里热

93. 其治法是
   A. 辛凉解表
   B. 辛温解表
   C. 益气解表
   D. 清宣解表
   E. 祛湿解表
94. 治疗应首选的方剂是
   A. 参苏饮
   B. 桑菊饮
   C. 荆防败毒散
   D. 银翘散
   E. 荆防达表汤

(95～97题共用题干)

患者,男,57岁。素体肥胖,1周来心悸善忘,胸闷烦躁,失眠多梦,口干苦,大便秘结,小便短赤,舌红,苔黄腻,脉弦滑。

95. 其辨证是
   A. 水饮凌心
   B. 痰火扰心
   C. 心阳虚衰
   D. 阴虚火旺
   E. 心神不宁
96. 其治法是
   A. 清热化痰,宁心安神
   B. 活血化瘀,理气通络
   C. 振奋心阳,化气行水
   D. 温补心阳,安神定悸
   E. 补血养心,益气安神
97. 治疗应首选的方剂是
   A. 酸枣仁汤
   B. 甘麦大枣汤
   C. 黄连温胆汤
   D. 朱砂安神丸
   E. 苓桂术甘汤

(98～100题共用题干)

患者,女,45岁。素体虚弱,常出现大便溏薄。近日加重,症见大便稀薄,每日5～6次,腹痛隐隐喜按,进食减少,食则闷胀,自述进食油腻易致发作,面色萎黄,神疲乏力,舌淡,苔白,脉细弱。

98. 其辨证是
   A. 寒湿内盛
   B. 食滞胃肠
   C. 脾胃虚寒
   D. 脾胃虚弱
   E. 肾阳虚衰
99. 其治法是
   A. 散寒化湿
   B. 消食导滞
   C. 健脾益气,化湿止泻
   D. 温肾健脾,固涩止泻
   E. 抑肝扶脾
100. 治疗应首选的方剂是
   A. 藿香正气散加减
   B. 四神丸加减
   C. 痛泻要方加减
   D. 参苓白术散加减
   E. 真人养脏汤加减

(101～103题共用题干)

患者,男,30岁。患者因"全身浮肿,眼睑部尤甚1周"入院,症见眼睑浮肿明显,延及全身,小便不利,身发疮痍,恶风发热,舌质红,苔薄黄,脉浮数。

101. 其诊断是
   A. 淋证
   B. 癃闭
   C. 水肿
   D. 鼓胀
   E. 消渴
102. 其辨证是
   A. 风水泛滥
   B. 湿毒浸淫
   C. 水湿浸渍
   D. 脾阳虚衰
   E. 肾阳衰微

103. 治疗应首选的方剂是
　　A. 麻黄连翘赤小豆汤合五味消毒饮
　　B. 疏凿饮子
　　C. 实脾饮
　　D. 真武汤
　　E. 五皮饮

(104～106题共用题干)

患者,男,46岁。眩晕耳鸣7年,加重3个月。7年来经常头晕,两目干涩,伴腰膝酸软,少寐多梦,颧红咽干,五心烦热,舌质红,少苔,脉细数。

104. 其诊断是
　　A. 中风肝肾阴虚证
　　B. 头痛肾阴亏虚证
　　C. 心悸阴虚火旺证
　　D. 眩晕肾精不足证
　　E. 不寐心肾不交证

105. 其治法是
　　A. 平肝潜阳,滋养肝肾
　　B. 滋养肝肾,益精填髓
　　C. 燥湿祛痰,健脾和胃
　　D. 补养气血,健运脾胃
　　E. 清肝泻火,清利湿热

106. 治疗应首选的方剂是
　　A. 左归丸
　　B. 右归丸
　　C. 六味地黄丸
　　D. 知柏地黄丸
　　E. 一贯煎

(107～109题共用题干)

患者,男,55岁。患胆结石3年余,近日因过食油腻,突发右胁痛,恶心呕吐,口苦,小便黄赤,大便干,舌红,苔黄腻,脉弦滑。B超示:胆囊炎伴胆结石。

107. 其诊断是
　　A. 胸痹
　　B. 真心痛
　　C. 胁痛
　　D. 郁证
　　E. 胸痛

108. 其辨证是
　　A. 肝郁气滞
　　B. 胃气上逆
　　C. 肝胆湿热
　　D. 脾胃不和
　　E. 肝胃不和

109. 治疗应首选的方剂是
　　A. 血府逐瘀汤
　　B. 龙胆泻肝汤
　　C. 柴胡疏肝散
　　D. 逍遥散
　　E. 舒肝健胃丸

(110～112题共用题干)

患者,男,60岁。小便浑浊如米泔水1周,偶有血块,尿道热涩疼痛,排尿困难有阻塞感,口干,舌红,苔黄腻,脉濡数。

110. 其诊断是
　　A. 膏淋
　　B. 气淋
　　C. 石淋
　　D. 热淋
　　E. 血淋

111. 其治法是
　　A. 清热利湿,排石通淋
　　B. 清热利湿,分清泄浊
　　C. 补脾益肾,利湿通淋
　　D. 清热利湿,通利小便
　　E. 理气疏导,通淋利尿

112. 治疗应首选的方剂是
　　A. 无比山药丸
　　B. 石韦散
　　C. 八正散
　　D. 程氏萆薢分清饮
　　E. 沉香散

(113~115 共用题干)

患者,女,51岁。夜寐不安2个月,伴见心悸,健忘,舌淡,苔薄白,脉弱。

113. 其诊断是
A. 心悸
B. 癫证
C. 不寐
D. 眩晕
E. 郁证

114. 治疗应选取的经穴是
A. 手太阴、足少阴经穴
B. 足少阴、手少阴经穴
C. 督脉、手少阴经穴
D. 手少阴、手厥阴经穴
E. 足少阴、手厥阴经穴

115. 针灸治疗宜选的主穴是
A. 百会、安眠、神门、三阴交、照海、申脉
B. 丰隆、中脘、内关、头维、足三里
C. 胃俞、丰隆、太冲、期门、太溪、肾俞
D. 风池、肝俞、行间、侠溪、悬钟
E. 百会、胆俞、外关、侠溪、行间

(116~118 共用题干)

患者,男,28岁。1天前因饮食不洁,出现腹痛腹泻,下痢赤白,里急后重,肛门灼热,心烦口渴,小便短赤,舌苔黄腻,脉滑数。

116. 其辨证是
A. 湿热痢
B. 疫毒痢
C. 寒湿痢
D. 噤口痢
E. 休息痢

117. 针灸治疗应选取的主穴是
A. 中脘、足三里、内关
B. 关元、脾俞、肾俞、三焦俞、秩边
C. 天枢、上巨虚、阴陵泉、水分
D. 天枢、上巨虚、合谷、三阴交
E. 天枢、大肠俞、上巨虚、支沟

118. 治疗除主穴外,还应加用的腧穴是
A. 中脘、上脘
B. 中脘、内关
C. 曲池、内庭
D. 脾俞、下脘
E. 行间、足三里

(119~121 共用题干)

患者,男,24岁。颈项强痛,活动受限,头向右侧倾斜,项背牵拉痛,颈项部压痛明显,兼见恶风畏寒,舌苔薄白,脉浮。

119. 针灸治疗应选取的主穴是
A. 阿是穴、相应夹脊穴
B. 肩髃、肩髎、肩贞、阿是穴、阳陵泉、条口透承山
C. 颈夹脊、天柱、风池、曲池、悬钟、阿是穴
D. 外劳宫、后溪、悬钟、公孙、合谷
E. 外劳宫、天柱、阿是穴、后溪、悬钟

120. 治疗除主穴外,还应选用的腧穴是
A. 内关、外关
B. 肩井、后溪
C. 风池、合谷
D. 血海、阴陵泉
E. 肾俞、关元

121. 治疗本病的经验穴是
A. 曲池
B. 悬钟
C. 阳陵泉
D. 外劳宫
E. 合谷

(122~124 共用题干)

患者,女,26岁。每至经期出现腹痛,痛势绵绵,月经色淡,量少,伴面色苍白,倦怠无力,舌淡,脉细弱。

122. 其辨证是
A. 痰气郁结
B. 气血虚弱
C. 肾气亏损
D. 寒凝血瘀

E. 气滞血瘀
123. 针灸治疗应主选的经脉是
   A. 任脉、足少阴经
   B. 任脉、足厥阴经
   C. 任脉、足太阴经
   D. 带脉、冲脉、任脉
   E. 任脉、足太阴经、足阳明经

124. 治疗除三阴交、关元、足三里外,还应选取
   A. 太冲、血海
   B. 关元、归来
   C. 太冲、气海
   D. 太溪、肾俞
   E. 气海、脾俞

B1 型题(125～150 题)

答题说明

以下提供若干组考题,每组考题共用在考题前列出的 A、B、C、D、E 五个备选答案。请从中选择一个最佳答案,并在答题卡上将相应题号的相应字母所属的方框涂黑。某个备选答案可能被选择一次、多次或不被选择。

A. 肝
B. 心
C. 脾
D. 肺
E. 肾

125. 实喘病位主要在
126. 肺痈病位主要在

A. 心脉瘀滞
B. 寒凝心脉
C. 心气不足
D. 气阴两虚
E. 气滞心胸

127. 胸痛如绞,遇寒则发,畏寒肢冷,舌淡苔白,脉细。其病机是
128. 胸部隐痛,缠绵不休,动则多发,口干,舌淡红少苔,脉沉细数。其病机是

A. 头昏胀痛
B. 头痛如裹
C. 昏蒙重痛
D. 刺痛,痛处固定
E. 头痛且空,腰膝酸软

129. 痰浊头痛的特点是
130. 瘀血头痛的特点是

A. 反胃
B. 梅核气
C. 噎膈
D. 嗳气
E. 呃逆

131. 自觉咽中如物梗塞,吐之不出,吞之不下,但不妨碍进食的病证是
132. 饮食吞咽梗阻疼痛.甚则饮食不下,或食入即吐的病证是

A. 五皮饮合胃苓汤
B. 越婢加术汤
C. 五苓散
D. 实脾饮
E. 防己黄芪汤

133. 水湿浸渍型水肿,治疗首选
134. 脾阳虚衰型水肿,治疗首选

A. 胃失和降,逆气动膈
B. 胃气壅滞,气逆于中
C. 肝气犯胃,肝胃不和
D. 脾胃虚寒,胃中无火
E. 痰瘀互结,食道狭窄

135. 噎膈的病机是
136. 呃逆的病机是

A. 祛风通络,散寒除湿
B. 温经散寒,祛风除湿
C. 除湿通络,祛风散寒
D. 清热通络,祛风除湿
E. 化痰祛瘀,搜风通络

137. 风湿热痹的主要治法是
138. 痛痹的主要治法是

A. 四妙丸
B. 二妙丸
C. 乌头汤
D. 独活寄生汤
E. 甘姜苓术汤

139. 治疗寒湿腰痛首选的方剂是
140. 治疗湿热腰痛首选的方剂是

A. 调节全身阴经经气
B. 涵蓄十二经气血
C. 调节六阴经经气
D. 调节肢体运动
E. 约束纵行躯干的诸条经脉

141. 带脉的功能是
142. 冲脉的功能是

A. 胸部病、神志病
B. 目病、咽喉病、热病
C. 神志病、热病
D. 前阴病、妇科病
E. 神志病、脏腑病、妇科病

143. 手三阳经均主治的病证是
144. 足三阳经均主治的病证是

A. 2寸
B. 3寸
C. 5寸
D. 7寸
E. 9寸

145. 偏历位于阳溪穴与曲池穴连线上,腕背远端横纹上
146. 手三里位于阳溪穴与曲池穴连线上,肘横纹下

A. 气海
B. 中极
C. 关元
D. 膻中
E. 膏肓

147. 善于治疗气虚证的腧穴是
148. 善于治疗阳虚证的腧穴是

A. 太冲、太溪
B. 太溪、悬钟
C. 中脘、丰隆
D. 血海、膈俞
E. 脾俞、足三里

149. 治疗痰浊头痛,除主穴外应配用
150. 治疗血虚头痛,除主穴外应配用

A1型题(1~66题)

答题说明

每一道试题下面有A、B、C、D、E五个备选答案。请从中选择一个最佳答案,并在答题卡上将相应题号的相应字母所属的方框涂黑。

1. 阳证疮疡的首选外用药物是
   A. 红油膏
   B. 冲和膏
   C. 金黄膏
   D. 疯油膏
   E. 生肌玉红膏

2. 下列哪种疾病最易损坏筋膜
   A. 蛇眼疔
   B. 蛇头疔
   C. 红丝疔
   D. 锁口疔
   E. 蛇肚疔

3. 头面部丹毒首选
   A. 银翘散
   B. 黄连解毒汤
   C. 普济消毒饮
   D. 仙方活命饮
   E. 五味消毒饮

4. 干陷的病机特点是
   A. 阴液不足
   B. 气血不足
   C. 肝肾亏损
   D. 阴伤胃败
   E. 阴损及阳

5. 乳癖多发于
   A. 少年女性
   B. 中青年妇女
   C. 未育妇女
   D. 老年妇女
   E. 青壮年男性

6. 乳痈初起,证属肝气不舒,胃热壅滞,内治应首选
   A. 逍遥散
   B. 透脓散
   C. 四妙汤
   D. 瓜蒌牛蒡汤
   E. 牛蒡解肌汤

7. 下列各项,不属于瘿痈特征的是
   A. 结喉两侧结块
   B. 皮色不变
   C. 微有灼热
   D. 疼痛牵引至耳后枕部
   E. 容易化脓

8. 治疗小面积毛细血管瘤轻症,可用
   A. 疯油膏
   B. 冲和膏
   C. 五妙水仙膏
   D. 清凉膏合藤黄膏
   E. 云南白药

9. 脂瘤的特征是
   A. 数目不等,大小不一,肿形如馒,推之可移
   B. 青筋垒垒,盘曲成团,质地柔软,表面青蓝
   C. 瘤中心有粗大毛囊孔,可挤出臭味的粉渣样物
   D. 瘤体单发,质地硬韧,界限清楚,推之可移
   E. 瘤体深隐,质地坚硬,境界清楚,推之不移

10. 好发于儿童的癣是
    A. 白癣、手癣
    B. 黄癣、白癣
    C. 体癣、花斑癣

D. 足癣、花斑癣
E. 黄癣、体癣

11. 陈旧性肛裂伴肛门狭窄时最佳的治疗方法为
    A. 内服凉血地黄汤
    B. 外敷生肌玉红膏
    C. 封闭疗法
    D. 扩肛法
    E. 纵切横缝法

12. 下列各项,不属于前列腺增生症常见临床症状的是
    A. 夜尿次数增多、排尿困难
    B. 慢性尿潴留
    C. 无痛性血尿
    D. 尿频、尿急、尿痛
    E. 假性尿失禁

13. 临床治疗子痰初起,常选用的方剂是
    A. 透脓散加减
    B. 橘核丸加减
    C. 阳和汤加减
    D. 黄连解毒汤加减
    E. 滋阴除湿汤加减

14. 按中国九分法计算烧伤面积,双上肢占
    A. 9%
    B. 18%
    C. 27%
    D. 36%
    E. 45%

15. 下列关于严重冻疮的复温措施,叙述错误的是
    A. 口服姜汤
    B. 少量饮酒
    C. 输入加温葡萄糖液
    D. 冷水浴

E. 将冻肢置于救护者怀中

16. 股肿湿热下注证,宜选取的方剂是
    A. 血府逐瘀汤加减
    B. 桃红四物汤加减
    C. 四妙勇安汤加减
    D. 五味消毒饮加减
    E. 阳和汤加减

17. 妇女终生不潮而能受孕者,称为
    A. 激经
    B. 暗经
    C. 季经
    D. 避年
    E. 居经

18. 治疗经期延长虚热证,应首选的方剂是
    A. 固经丸
    B. 保阴煎
    C. 清经散
    D. 固阴煎
    E. 安冲汤

19. 崩漏肾气虚证的治法是
    A. 温肾益气,固冲止血
    B. 补气摄血,调经止崩
    C. 补肾益气,固冲止血
    D. 温肾健脾,止血调经
    E. 滋肾益阴,调经止崩

20. 治疗闭经气滞血瘀证,应首选的方剂是
    A. 少腹逐瘀汤
    B. 桃红四物汤
    C. 乌药汤
    D. 膈下逐瘀汤
    E. 柴胡疏肝散

21. 顺经汤治疗经行吐衄的适应证是
    A. 肝肾阴虚证

B. 阴虚火旺证
C. 肝经郁火证
D. 脾气虚弱证
E. 肺肾阴虚证

22. 治疗绝经前后诸证肾阴阳俱虚证,应首选的方剂是
    A. 左归丸合二至丸
    B. 二仙汤合二至丸
    C. 右归丸合二至丸
    D. 金匮肾气丸
    E. 六味地黄丸

23. 下列各项,属于带下过多脾虚证临床表现的是
    A. 腰酸如折,畏寒肢冷
    B. 带下赤白相兼,有气味
    C. 烘热汗出,失眠多梦
    D. 四肢倦怠,纳少便溏
    E. 烦热头晕,口苦咽干

24. 异位妊娠已破损期不稳定型的治法是
    A. 活血祛瘀消癥
    B. 益气固脱,活血祛瘀
    C. 活血祛瘀,佐以益气
    D. 活血化瘀,消癥杀胚
    E. 活血化瘀,清热泻下

25. 胎漏、胎动不安的主要发病机理是
    A. 肾虚不固,胎元受损
    B. 气血虚弱,难以养胎
    C. 冲任损伤,胎元不固
    D. 瘀血阻滞,胎元不固
    E. 血热内扰,胎元不固

26. 治疗妊娠肿胀气滞证,应首选的方剂是
    A. 真武汤
    B. 天仙藤散
    C. 五皮散
    D. 防己黄芪汤
    E. 左归饮

27. 治疗产后小便淋痛湿热蕴结证,应首选的方剂是
    A. 加味五淋散
    B. 加味四物汤
    C. 小蓟饮子
    D. 龙胆泻肝汤
    E. 沉香散

28. 下列各项,不属于产后发热病因的是
    A. 感染邪毒
    B. 外感
    C. 血瘀
    D. 血虚
    E. 阳盛血热

29. 产后血晕的常见病机是
    A. 阴血大伤,虚阳外越
    B. 气滞血瘀,上扰神明
    C. 血虚气脱,瘀阻气闭
    D. 气血两虚,心神失养
    E. 瘀阻气闭,心脾两虚

30. 治疗急性盆腔炎湿热瘀结证,应首选的方剂是
    A. 银甲丸
    B. 仙方活命饮
    C. 大黄牡丹汤
    D. 五味消毒饮
    E. 当归芍药散

31. 治疗阴痒肝经湿热证,应首选的方剂是
    A. 易黄汤
    B. 托里消毒散
    C. 蛇床子汤
    D. 龙胆泻肝汤
    E. 止带方

32. 下列各项,不属于人工流产并发症的是
    A. 人工流产综合征
    B. 子宫穿孔
    C. 人工流产后宫缩不良
    D. 人工流产不全
    E. 人工流产术后感染

33. 按公式计算,6岁小儿的正常体重是
    A. 15kg
    B. 16kg
    C. 18kg
    D. 20kg
    E. 22kg

34. 小儿能独走的时间一般是
    A. 8个月
    B. 10个月
    C. 12个月
    D. 16个月
    E. 18个月

35. 小儿脏腑娇嫩,尤其突出的是
    A. 肝、脾、肾
    B. 肺、脾、肾
    C. 心、肺、肾
    D. 心、肝、肾
    E. 肺、肝、肾

36. 治疗新生儿硬肿病寒凝血瘀证,应首选的方剂是
    A. 血府逐瘀汤
    B. 附子理中汤
    C. 当归四逆汤
    D. 参附汤
    E. 四物汤

37. 治疗乳蛾肺胃阴虚证,应首选的方剂是
    A. 银翘马勃散
    B. 牛蒡甘桔汤
    C. 养阴清肺汤
    D. 普济消毒饮
    E. 荆防败毒散

38. 治疗哮喘肺肾阴虚证,应首选的方剂是
    A. 六味地黄丸
    B. 杞菊地黄丸
    C. 麦味地黄丸
    D. 知柏地黄丸
    E. 附桂地黄丸

39. 脾肾阳虚泻的治法是
    A. 健脾温阳,助运止泻
    B. 健脾益气,酸甘敛阴
    C. 补肾滋阴,平肝降火
    D. 温补脾肾,固涩止泻
    E. 挽阴回阳,救逆固脱

40. 治疗疳气证,应首选的方剂是
    A. 资生健脾丸
    B. 六君子汤
    C. 四君子汤
    D. 肥儿丸
    E. 八珍汤

41. 治疗贫血肝肾阴虚证,应首选的方剂是
    A. 归脾汤
    B. 六君子汤
    C. 左归丸
    D. 右归丸
    E. 四物汤

42. 治疗病毒性心肌炎气阴亏虚证,应首选的方剂是
    A. 八珍汤
    B. 归脾汤
    C. 黄芪桂枝五物汤
    D. 荆防败毒散
    E. 炙甘草汤合生脉散

43. 治疗抽动障碍脾虚痰聚证,应首选的方剂是
   A. 暖肝理脾汤
   B. 十味温胆汤
   C. 大定风珠
   D. 固真汤
   E. 六君子汤

44. 治疗慢惊风脾肾阳衰证,应首选的方剂是
   A. 理中汤
   B. 四逆汤
   C. 附桂八味丸
   D. 木香肉桂逐寒方
   E. 固真汤合逐寒荡惊汤

45. 尿频湿热下注证的治法是
   A. 清热利湿,通利膀胱
   B. 清热泻火,固涩小便
   C. 健脾利湿,升提固摄
   D. 滋阴补肾,清热降火
   E. 利湿通淋,清肝泻火

46. 治疗奶麻毒透肌肤证,应首选的方剂是
   A. 清燥救肺汤
   B. 普济消毒饮
   C. 清瘟败毒饮
   D. 清解透表汤
   E. 银翘散合养阴清肺汤

47. 治疗水痘邪炽气营证,应首选的方剂是
   A. 柴葛解肌汤
   B. 宣毒发表汤
   C. 清胃解毒汤
   D. 清瘟败毒饮
   E. 五味消毒饮

48. 治疗痄腮热毒壅盛证,宜选用的方剂是
   A. 柴胡葛根汤
   B. 普济消毒饮
   C. 清瘟败毒饮
   D. 仙方活命饮
   E. 犀角地黄汤

49. 下列慢性乙型肝炎的治疗措施,最主要的是
   A. 一般治疗
   B. 对症治疗
   C. 抗病毒治疗
   D. 保肝治疗
   E. 抗肝纤维化治疗

50. 流感的传染源主要是
   A. 犬
   B. 猪
   C. 禽类
   D. 患者
   E. 旅行者

51. 可确诊人感染高致病性禽流感的检查是
   A. 血常规
   B. 血生化
   C. 血清学
   D. 骨髓穿刺
   E. 胸部影像学

52. 下列有关严重急性呼吸综合征临床表现的叙述,错误的是
   A. 常以发热为首发和主要症状
   B. 严重者可出现呼吸窘迫
   C. 肺部体征不明显
   D. 常伴有呼吸道卡他症状
   E. 部分患者有腹泻

53. 下列关于流行性出血热发热期治疗的叙述,错误的是
   A. 发病 3 日内可给予利巴韦林
   B. 及时给予解热镇痛剂
   C. 给予低分子右旋糖酐

D. 纠正电解质紊乱
E. 中毒症状重者可给予糖皮质激素

54. 狂犬病毒刺激周围神经元引起的症状是
   A. 头痛
   B. 乏力
   C. 咽喉紧缩感
   D. 对风敏感
   E. 伤口周围虫爬感

55. 下列关于流行性乙型脑炎极期表现的叙述,错误的是
   A. 高热、惊厥
   B. 病理征阳性
   C. 脑膜刺激征阳性
   D. 瘫痪多不对称,肢体松弛
   E. 颅内高压表现及呼吸衰竭

56. 下列哪项不是流行性出血热的临床特点
   A. 腰痛
   B. 眼眶痛
   C. 热退症状加重
   D. 出血性皮疹
   E. 杨梅舌

57. 流行性脑脊髓膜炎的主要传播途径是
   A. 日常生活接触
   B. 蚊虫叮咬
   C. 呼吸道
   D. 粪-口
   E. 体液

58. 细菌性痢疾应采取综合措施预防,其中以下列哪项为主
   A. 隔离并及时治疗现症患者
   B. 及时发现并治疗带菌者
   C. 切断传播途径
   D. 服用减毒活疫苗
   E. 流行季节预防服药

59. 下列各项,不属于伤寒典型临床表现的是
   A. 发热
   B. 皮疹
   C. 腹泻
   D. 脾肿大
   E. 表情淡漠

60. 下列霍乱患者静脉补液的原则,不恰当的是
   A. 早期、快速、足量
   B. 先盐后糖
   C. 先快后慢
   D. 积极补钾
   E. 及时补碱

61. 属于行政处分的是
   A. 降职
   B. 罚款
   C. 责令停产
   D. 没收违法所得
   E. 吊销"卫生许可证"

62. 发现不明原因的群体性疾病,医疗机构向所在地县级人民政府卫生行政主管部门报告的时限要求在
   A. 12小时内
   B. 10小时内
   C. 6小时内
   D. 2小时内
   E. 1小时内

63. 超过有效期的药品
   A. 按假药论处
   B. 按劣药论处
   C. 为可使用的药品
   D. 为不能使用的药品
   E. 为不合格药品

64. 医疗机构发现甲类传染病时,对疑似患者

应依法及时采取的措施是
A. 采取预防措施
B. 进行医学观察
C. 予以隔离治疗
D. 在指定场所进行医学观察
E. 确诊前在指定场所进行单独隔离治疗

65. 下列除哪种情况外,均可由县级以上卫生主管部门给予警告或责令暂停6个月以上1年以下执业活动,情节严重的吊销执业证书
A. 使用未经批准使用的药品、消毒药剂和医疗器械的
B. 泄露患者隐私,造成严重后果的

C. 发现患者涉嫌伤害事件或者非正常死亡,不按规定报告的
D. 隐匿、伪造或者擅自销毁医学文书及有关资料的
E. 造成二级医疗技术事故的

66. 国家鼓励境内外组织和个人通过
A. 开办中医药教育机构发展中医药事业
B. 开办中医医疗机构发展中医药事业
C. 捐资、投资等方式扶持中医药事业发展
D. 以国家为主投资开办中医医疗机构
E. 以民间投资为改革方向开办中医医疗机构

A2 型题(67~93 题)

答题说明

每一道试题是以一个小案例出现的,其下面都有 A、B、C、D、E 五个备选答案。请从中选择一个最佳答案,并在答题卡上将相应题号的相应字母所属的方框涂黑。

67. 患者,男,38 岁。左侧颧面部疔疮,根深坚硬,形如钉状,红肿灼痛,伴发热、恶寒、头痛等全身症状,舌红苔腻,脉滑数。其治法是
A. 清热消肿
B. 和营消肿
C. 清热凉血
D. 清热解毒
E. 和营托毒

68. 患者,男,37 岁。右侧大腿突然拘挛不适,跛行,伴恶寒发热,纳呆倦怠,患侧大腿略内收,不能伸直,妨碍行走。其诊断是
A. 环跳疽
B. 流痰
C. 流注
D. 历节风
E. 附骨疽

69. 患者,女,60 岁。左侧小腿焮红灼热疼痛伴高热 3 天。症见小腿皮肤鲜红一片,稍高出皮面,色如丹涂,扪之灼热,压痛明显,边界清楚,按压时红色稍退,放手后立即恢复,体温39℃,伴胃纳不佳,大便 2 日未行,舌红,苔黄腻,脉滑数。其治法是
A. 利湿,清热,祛风
B. 利湿,清热,活血
C. 利湿,清热,化痰
D. 利湿,清热,解毒
E. 利湿,清热,凉血

70. 患者,女,32 岁。左侧面颊不反复起疱疹 3 年,每于感冒发热、食辣上火时发作。2 天前疱疹又起,局部有烧灼、痒痛感,伴口干、咽痛、便秘。查体:左侧面颊部一片水肿性红斑,上有群集性小水疱,舌质红苔黄,脉滑数。其病证是

A. 热疮阴虚内热证
B. 热疮肺胃热盛证
C. 黄水疮暑湿热蕴证
D. 湿疮湿热浸淫证
E. 面游风肺胃热盛证

71. 患者,女,32岁。入冬后全身皮疹逐渐增多,呈点滴状,颜色鲜红,层层鳞屑,刮去鳞屑有点状出血,发展迅速,瘙痒剧烈,伴口干舌燥,咽喉疼痛,大便干燥,小便短赤,舌质红,苔薄黄,脉弦滑。其辨证是
A. 湿毒蕴阻
B. 气血瘀滞
C. 血虚风燥
D. 火毒炽盛
E. 血热内蕴

72. 患者,女,38岁。因双乳胀痛伴肿块数年而就诊。查体:双乳可扪及多个大小不等的结节,质韧,腋窝淋巴结无明显肿大,挤压乳头有少量淡黄色液体溢出。细胞学检查无异常。最可能的诊断是
A. 乳岩
B. 乳核
C. 乳漏
D. 乳痰
E. 乳癖

73. 患者,女,30岁。左手背不慎被热汤灼伤,皮肤色红肿胀,疼痛剧烈,间有大小不等的水疱,基底部潮红。其烧伤深度为
A. Ⅰ度
B. 浅Ⅱ度
C. 深Ⅱ度
D. 浅Ⅲ度
E. 深Ⅲ度

74. 患者,男,40岁。小便频急,茎中热痛,刺痒不适,尿色黄浊,尿末或大便时有白浊滴出,会阴、腰骶、睾丸部有明显的胀痛不适,舌红苔黄根腻,脉弦滑。诊断为慢性前列腺炎,其辨证是
A. 肾阳不足
B. 肝肾不足
C. 阴虚火动
D. 湿热壅阻
E. 气滞血瘀

75. 患者,男,24岁。转移性右下腹痛6小时,临床诊为肠痈。现除轻度腹痛外,尚有轻度发热,恶心纳呆,小便微黄,大便干结,舌苔厚腻,脉弦滑。其治法是
A. 理气行瘀,疏化导滞
B. 行气祛瘀,通腑泄热
C. 理气透脓,通腑泄热
D. 行气祛瘀,通腑排脓
E. 理气活血,通腑透脓

76. 患者,女,23岁。月经先后无定期,量少,色淡暗,质清稀,腰骶酸痛,头晕耳鸣,舌淡,苔白,脉细弱。其治法是
A. 益气调经
B. 养血调经
C. 补肾调经
D. 健脾调经
E. 疏肝调经

77. 患者,女,34岁。经期小腹隐痛,喜温喜按,阴部空坠不适,经血量少,色淡质清,面色少华,神疲乏力,舌质淡,苔薄,脉细无力。治疗应首选的方剂是
A. 四物汤
B. 圣愈汤

C. 归脾汤
D. 举元煎
E. 补中益气汤

78. 患者,女,33岁,已婚。经血非时而下,淋漓不净,色紫暗,有块,小腹胀痛,舌紫苔薄白,脉涩。治疗应首选的方剂是
A. 圣愈汤
B. 四物汤合失笑散
C. 血府逐瘀汤
D. 少腹逐瘀汤
E. 膈下逐瘀汤

79. 患者,女,29岁。带下过少,甚至全无,阴部干涩灼痛,阴部萎缩,性交疼痛,甚则性交干涩困难,头晕耳鸣,膝腰酸软,烘热汗出,烦热胸闷,夜寐不安,小便黄,大便干结,舌红,少苔,脉细数。其治法是
A. 滋补肝肾,养精益血
B. 补血益精,活血化瘀
C. 补益肾气,固冲调经
D. 滋肾益阴,清热利湿
E. 益气养血,止带调冲

80. 患者,女,28岁,已婚。停经43天,阴道少量出血10天,下腹疼痛2天,双合诊可触及一侧附件有软性包块,有压痛,尿妊娠试验阳性,脉弦滑。其治法是
A. 活血祛瘀消癥
B. 立即手术治疗
C. 活血化瘀,消癥杀胚
D. 活血祛瘀,佐以益气
E. 益气固脱,活血祛瘀

81. 患者,女,29岁,已婚。妊娠5个月,突感尿频、尿急、尿痛,排尿不畅,小腹坠胀,舌红苔黄腻,脉弦滑数。其辨证是
A. 阴虚津亏
B. 心火偏亢
C. 肾虚
D. 湿热下注
E. 阴虚内热

82. 患者,女,30岁,已婚。产后恶露不尽,量时多时少,色暗有块,小腹疼痛拒按,舌紫暗或边有瘀点,脉沉涩。治疗应首选的方剂是
A. 少腹逐瘀汤
B. 生化汤
C. 膈下逐瘀汤
D. 失笑散
E. 逍遥散

83. 患者,女,24岁,已婚。分娩后小腹疼痛,拒按,得热痛减,恶露量少,涩滞不畅,色紫暗有块,块下痛减,面色青白,四肢不温,舌质紫暗,脉沉紧或弦涩。其治法是
A. 温经散寒,化瘀止痛
B. 理气行滞,活血化瘀
C. 活血化瘀,温经止痛
D. 养血活血,缓急止痛
E. 温经散寒,理气行滞

84. 患者,女,51岁,已婚。阴部干涩,灼热瘙痒,带下量少色黄,五心烦热,烘热汗出,口干不欲饮,舌红少苔,脉细数无力。其治法是
A. 清热利湿,杀虫止痒
B. 清肝利湿,杀虫止痒
C. 滋肾降火,调补肝肾
D. 滋肾养阴,除湿止带
E. 养阴清热,燥湿止痒

85. 患儿,女,出生3天。症见体短形瘦,头大囟张,头发稀黄,耳壳软,哭声低微,肌肤不温,指甲软短,骨弱肢柔,或有先天性缺损畸形,指纹淡。治疗应首选的方剂是
   A. 补肾地黄丸
   B. 六味地黄丸
   C. 大补阴丸
   D. 保元汤
   E. 右归丸

86. 患儿,男,3岁。咳嗽频作、声重、咽痒,痰白清稀,鼻塞流涕,恶寒无汗,发热头痛,全身酸痛,舌苔薄白,脉浮紧。其治法是
   A. 燥湿化痰,宣肺止咳
   B. 滋阴润燥,养阴清肺
   C. 疏风散寒,宣肺止咳
   D. 疏风解热,宣肺止咳
   E. 疏风清肺,润燥止咳

87. 患儿,男,5岁。发热、咳嗽3天。症见发热烦躁,咳嗽喘促,气急鼻扇,咳痰黄稠,喉间痰鸣,咽红肿,面色红赤,口渴欲饮,大便干结,小便短黄,舌质红,苔黄,脉滑数。治疗应首选的方剂是
   A. 华盖散
   B. 麻杏甘石汤
   C. 人参五味子汤
   D. 黄连解毒汤合麻杏甘石汤
   E. 麻杏甘石汤合葶苈大枣泻肺汤

88. 患儿,男,1岁半。发热、腹泻半天入院。症见泻下稀薄,水分较多,粪色深黄而臭,微见黏液,腹部时觉疼痛,食欲不振,伴泛恶,口渴,小便短黄,肛门灼热发红,舌苔黄腻。其治法是
   A. 消食化积

B. 疏风散寒
C. 清热利湿
D. 健脾益气
E. 补脾温肾

89. 患儿,女,10个月。10天前听到爆竹声响,夜间突然啼哭,紧偎母怀,面色乍青乍白,哭声时高时低,时急时缓,舌苔薄白,指纹色紫。治疗应首选的方剂是
   A. 乌药散
   B. 远志丸
   C. 朱砂安神丸
   D. 导赤散
   E. 清营汤

90. 患儿,男,6岁。痫病患儿,发作时突然仆倒,神志不清,全身强直,继而四肢抽搐,两目上视,牙关紧闭,口吐白沫,口唇及面部色青,舌苔白,脉弦滑。治疗应首选的方剂是
   A. 定痫丸
   B. 远志丸
   C. 定魄丸
   D. 镇惊丸
   E. 涤痰汤

91. 患儿,男,4岁。身高78cm,体重14kg,能说2字以下词语,智力较同龄儿低,时常口角流涎,频频弄舌,发稀萎黄,四肢痿软,肌肉松弛,疲乏无力,食欲不振,大便秘结,舌淡胖,苔薄少,脉细缓无力。治疗应首选的方剂是
   A. 加味六味地黄丸
   B. 调元散
   C. 虎潜丸
   D. 调元散合二陈汤

E. 通窍活血汤合二陈汤

92. 患儿,女,6岁。症见轻微发热恶寒,左侧耳下腮部漫肿疼痛,咀嚼不便,咽红,舌质红,苔薄白,脉浮数。治疗应首选的方剂是
   A. 普济消毒饮
   B. 五味消毒饮
   C. 荆防败毒散
   D. 柴胡葛根汤
   E. 桑菊饮

93. 患儿,男,5岁。诊断为传染性单核细胞增多症,症见发热、咳嗽、少汗、咽喉肿痛,口微干,舌边尖红,苔薄白,脉浮数。治疗应首选的方剂是
   A. 桑菊饮
   B. 银翘散
   C. 新加香薷饮
   D. 藿朴夏苓汤
   E. 清瘟败毒饮

A3 型题(94～120 题)

答题说明

以下提供若干个案例,每个案例下设 3 道考题。请根据题干所提供的信息,在每一道考题下面的 A、B、C、D、E 五个备选答案中选择一个最佳答案,并在答题卡上将相应题号的相应字母所属的方框涂黑。

(94～96 题共用题干)

患者,男,50 岁。右小腿突然红肿热痛 1 天,伴有高热,体温 40℃。症见右小腿前外侧大片红肿,色鲜,边界清楚,扪之灼手,压痛明显,压之褪色,舌红,苔黄腻,脉滑数。

94. 其诊断是
   A. 发颐
   B. 丹毒
   C. 流注
   D. 股肿
   E. 痛风

95. 内治应首选的方剂是
   A. 黄连解毒汤
   B. 普济消毒饮
   C. 龙胆泻肝汤
   D. 银翘散
   E. 草薢渗湿汤

96. 外治可选用
   A. 中药熏洗
   B. 红油膏外敷

C. 冲和膏外敷
D. 千捶膏外敷
E. 砭镰法

(97～99 题共用题干)

患者,女,28 岁。颈前左侧突然结块肿痛 3 天。患者 2 周前曾有上感发热史,目前已趋痊愈。3 天前颈前左侧肿痛,日渐加重,伴咽干咽痛,进食吞咽正常,无乳蛾肿大,疼痛波及左耳后,肿块位于结喉左侧,边界不清,约 2cm×3cm 大小,触痛明显,皮色微红,可随吞咽上下移动,舌红,舌薄黄,脉浮数。

97. 其诊断是
   A. 颈痈
   B. 瘰疬
   C. 臀核
   D. 瘿痈
   E. 痄腮

98. 其辨证是
   A. 风热痰凝

B. 气滞痰凝
C. 气滞血瘀
D. 肝郁火旺
E. 火毒入血

99. 内治应首选的方剂是
   A. 瓜蒌牛蒡汤
   B. 消风散
   C. 牛蒡解肌汤
   D. 逍遥散
   E. 五神汤

(100~102题共用题干)

患者,男,52岁。肛门旁肿痛7天,伴发热3天。症见发热,体温38.0~38.7℃,口干心烦,大便困难。查体:截石位10~12点位,距肛缘3cm处有肿块,约3cm×2.5cm大小,红肿高突,有明显波动感,舌红,苔黄,脉弦滑。

100. 其诊断是
   A. 内痔
   B. 肛裂
   C. 肛瘘
   D. 脱肛
   E. 肛痈

101. 内治应首选的方剂是
   A. 仙方活命饮
   B. 黄连解毒汤
   C. 透脓散
   D. 萆薢渗湿汤
   E. 龙胆泻肝汤

102. 手术治疗时应选用
   A. 注射疗法
   B. 切开疗法
   C. 结扎疗法
   D. 缝合疗法
   E. 切除疗法

(103~105题共用题干)

患者,女,20岁。恣食生冷,月经延后10余天,已连续3个周期,量少,色黯有块,小腹冷痛拒按,温热痛减,畏寒肢冷,面色青白,舌质淡暗,苔白,脉沉紧。

103. 其诊断是
   A. 月经后期虚寒证
   B. 月经后期气虚证
   C. 月经后期肝郁证
   D. 月经后期肾虚证
   E. 月经后期实寒证

104. 其治法是
   A. 疏肝养血调经
   B. 扶阳祛寒调经
   C. 温经散寒调经
   D. 补肾益气调经
   E. 益气养血调经

105. 治疗应首选的方剂是
   A. 逍遥散
   B. 温经汤(《妇人良方大全》)
   C. 大补元煎
   D. 当归地黄饮
   E. 艾附暖宫丸

(106~108题共用题干)

患者,女,25岁。恶露持续已经20天,量多,色淡,质稀,无臭气,面色㿠白,神疲懒言,四肢无力,小腹空坠,舌淡,苔薄白,脉细弱。

106. 其诊断是
   A. 产后血劳
   B. 产后血晕
   C. 产后恶露不绝
   D. 崩漏
   E. 产后血热

107. 其辨证是
   A. 气虚证

B. 血瘀证
C. 血热证
D. 肝肾亏虚证
E. 外感邪毒证

108. 治疗应首选的方剂是
A. 归脾汤
B. 补中益气汤
C. 生化汤
D. 保阴煎
E. 失笑散

(109~111题共用题干)
患者,女,24岁。3个月前行清宫术,术后反复小腹坠胀疼痛,喜热恶寒,得热痛缓,经行错后,量少,色暗,带下淋沥,小便频数,舌红,苔白腻,脉沉迟。

109. 其诊断是
A. 肾阳虚衰型盆腔炎
B. 气滞血瘀型盆腔炎
C. 血虚失荣型盆腔炎
D. 寒湿凝滞型盆腔炎
E. 湿热瘀结型盆腔炎

110. 其治法是
A. 清热除湿,活血化瘀止痛
B. 祛寒除湿,活血化瘀
C. 补血养营,和中止痛
D. 行气活血,化瘀止痛
E. 温肾阳,暖宫止痛

111. 首选应首选的方剂是
A. 清热调血汤
B. 当归芍药散
C. 温胞饮
D. 膈下逐瘀汤
E. 少腹逐瘀汤

(112~114题共用题干)
患儿,女,足月新生儿。出生后24小时内出现黄疸,症见面目、周身皮肤发黄,颜色鲜明如橘皮,精神疲倦,不欲饮乳,大便秘结,小便短赤,舌红苔黄。

112. 其辨证是
A. 湿热郁蒸证
B. 气滞血瘀证
C. 寒湿阻滞证
D. 胎黄动风证
E. 胎黄虚脱证

113. 其治法是
A. 温中化湿退黄
B. 行气化瘀消积
C. 清热利湿退黄
D. 大补元气,温阳固脱
E. 平肝息风,利湿退黄

114. 治疗应首选的方剂是
A. 茵陈理中汤
B. 茵陈蒿汤
C. 血府逐瘀汤
D. 参附汤
E. 羚角钩藤汤

(115~117题共用题干)
患儿,男,7岁。高热1周曾抽搐2次。经治疗1周后热减,但仍时有肢体拘挛或强直,大便干结。查体:体温37.5℃,面色潮红,手足心热,舌光无苔,舌绛少津,脉象细数。

115. 其诊断是
A. 急惊风,感受暑邪证
B. 急惊风,气营两燔证
C. 慢惊风,土虚木亢证
D. 慢惊风,阴虚风动证
E. 慢惊风,脾肾阳衰证

116. 其治法是

A. 育阴潜阳,滋肾养肝

B. 温运脾阳,扶土抑木

C. 清气凉营,息风开窍

D. 镇惊安神,平肝息风

E. 温补脾肾,回阳救逆

A. 脾肾气虚证

B. 湿热下注证

C. 肝经湿热证

D. 心肾失交证

E. 脾肺气虚证

117. 治疗应首选的方剂是

A. 缓肝理脾汤

B. 清瘟败毒饮

C. 大定风珠

D. 固真汤

E. 黄连解毒汤

119. 其治法是

A. 补脾益肺,固涩膀胱

B. 清热利湿,泻肝止遗

C. 清热利湿,通利膀胱

D. 温补脾肾,升提固摄

E. 清心滋肾,安神固脬

120. 治疗应首选的方剂是

A. 龙胆泻肝汤

B. 五苓散

C. 缩泉丸

D. 猪苓汤

E. 八正散

(118~120题共用题干)

患儿,女,5岁。尿频2天。症见:小便频数短赤,尿道灼热疼痛,尿液淋沥浑浊,小腹坠胀,腰部酸痛,发热,烦躁口渴,头痛,身痛,恶心呕吐,舌质红,苔黄腻,脉数有力。

118. 其辨证是

B1型题(121~150题)

答题说明

以下提供若干组考题,每组考题共用在考题前列出的A、B、C、D、E五个备选答案。请从中选择一个最佳答案,并在答题卡上将相应题号的相应字母所属的方框涂黑。某个备选答案可能被选择一次、多次或不被选择。

A. 砭镰法

B. 切开法

C. 挑治法

D. 挂线法

E. 结扎法

121. 适用于急性阳证疮疡的是

122. 适用于一切确已成脓者的是

A. 失荣

B. 瘿痈

C. 石瘿

D. 肾岩翻花

E. 肉瘿

123. 甲状腺肿物坚硬如石,高低不平,推之不移。属于

124. 甲状腺肿物表面光滑,可随吞咽上下移动,按之不痛,生长缓慢。属于

A. 疳疮(硬下疳)

B. 杨梅疮

C. 横痃

D. 小儿遗毒(胎传梅毒)

E. 杨梅结毒

125. 二期梅毒的主要表现为

126. 三期梅毒的主要表现为

A. 六味地黄丸
B. 当归地黄饮
C. 小营煎
D. 八珍汤
E. 大补元煎

127. 治疗月经过少肾虚证,应首选的方剂是
128. 治疗月经过少血虚证,应首选的方剂是

A. 育阴潜阳,平肝息风
B. 健脾理气,温中行水
C. 健脾利湿,平肝潜阳
D. 理气行滞,健脾化湿
E. 疏肝扶脾,理气行滞

129. 妊娠数月,先由脚肿,渐及于腿,皮色不变,随按随起,头晕胸闷。治宜
130. 妊娠后期,面浮肢肿,胸闷心烦,头晕目眩,倦怠嗜卧。治宜

A. 苍附导痰丸合桂枝茯苓丸
B. 补肾祛瘀方
C. 大黄䗪虫丸
D. 香棱丸
E. 大黄牡丹汤

131. 治疗癥瘕痰湿瘀结证,应首选的方剂是
132. 治疗癥瘕湿热瘀阻证,应首选的方剂是

A. 咳嗽不爽,痰黄黏稠,不易咯出
B. 干咳无痰,口渴咽干,喉痒声嘶
C. 咳嗽频作,咽痒咽痛,痰白清稀
D. 咳嗽痰多,色黄黏稠,难以咯出
E. 咳声重浊,痰多壅盛,色白清稀

133. 阴虚咳嗽的证候特点是
134. 痰湿咳嗽的证候特点是

A. 桂枝甘草龙骨牡蛎汤
B. 银翘散
C. 葛根芩连汤
D. 炙甘草汤合生脉散
E. 瓜蒌薤白半夏汤合失笑散

135. 病毒性心肌炎气阴两虚证治疗首选方是
136. 病毒性心肌炎心阳虚弱证治疗首选方是

A. 多汗夜惊,烦躁,发稀枕秃,囟门开大
B. 头部多汗,夜惊,囟门迟闭,出牙延迟
C. 微有汗出,X型腿,鸡胸、龟背明显
D. 头部多汗,夜啼不宁,易惊多惕
E. 多汗,夜惊,烦躁,X型腿

137. 佝偻病脾虚肝旺证多见
138. 佝偻病肺脾气虚证多见

A. 初次感染某种病原体
B. 在感染某种病原体基础上再次感染同一病原体
C. 人体同时感染两种或两种以上的病原体
D. 在感染某种病原体基础上又被其他病原体感染
E. 原发感染后出现的病原体感染

139. 上述各项,属重复感染的是
140. 上述各项,属继发感染的是

A. 隐孢子虫感染
B. 隐球菌感染
C. 肺孢子菌感染
D. 口腔毛状白斑
E. 巨细胞病毒感染

141. AIDS消化系统常见的并发症是
142. AIDS呼吸系统常见的并发症是

A. 高热、咳嗽、呼吸困难

B. 高热、腹痛、脓血便

C. 高热、抽搐、意识障碍

D. 高热、头痛、皮下出血

E. 高热、表情淡漠、相对缓脉

143. 流脑的表现是

144. 人感染高致病性禽流感的表现是

A. 120～150mL/kg

B. 150～200mL/kg

C. 50～120mL/kg

D. 60～80mL/kg

E. 200～250mL/kg

145. 儿童中型霍乱患者24小时补液量为

146. 儿童重型霍乱患者24小时补液量为

A. 抢救重危患者生命而采取紧急医疗措施造成不良后果

B. 造成患者轻度残疾、器官组织损伤导致一般功能障碍

C. 造成患者中度残疾、器官组织损伤导致严重功能障碍

D. 造成患者明显人身损害的其他后果

E. 造成患者死亡、重度残疾

147. 根据对患者人身造成的损害程度，医疗事故分为四级，三级医疗事故是指

148. 根据对患者人身造成的损害程度，医疗事故分为四级，四级医疗事故是指

A. "药品经营许可证"

B. "药品生产许可证"

C. "医疗机构制剂许可证"

D. 药品注册商标

E. 药品批准文号

149. 企业生产中药饮片应具有

150. 生产中成药应有国务院药品监督管理部门发给的

参考答案

第一单元

1. C	2. B	3. B	4. C	5. B	6. B	85. C	86. D	87. E	88. A	89. B	90. D
7. E	8. C	9. A	10. E	11. D	12. D	91. A	92. D	93. A	94. C	95. E	96. B
13. E	14. B	15. A	16. B	17. D	18. B	97. B	98. A	99. C	100. D	101. D
19. A	20. E	21. D	22. D	23. A	24. B	102. E	103. D	104. E	105. C	106. D
25. B	26. D	27. D	28. B	29. A	30. D	107. B	108. A	109. A	110. B	111. C
31. B	32. D	33. A	34. D	35. C	36. D	112. D	113. A	114. B	115. A	116. D
37. D	38. C	39. E	40. C	41. D	42. C	117. B	118. C	119. A	120. E	121. C
43. A	44. A	45. E	46. C	47. C	48. C	122. A	123. E	124. A	125. B	126. C
49. B	50. A	51. B	52. E	53. B	54. C	127. A	128. D	129. A	130. C	131. C
55. A	56. A	57. E	58. A	59. E	60. C	132. D	133. D	134. D	135. C	136. A
61. D	62. B	63. C	64. B	65. E	66. A	137. B	138. C	139. A	140. A	141. B
67. D	68. B	69. C	70. C	71. A	72. D	142. E	143. C	144. A	145. B	146. D
73. A	74. C	75. D	76. E	77. D	78. D	147. A	148. D	149. B	150. B
79. E	80. E	81. D	82. A	83. E	84. D					

第二单元

1. E	2. D	3. B	4. E	5. C	6. E	85. C	86. B	87. E	88. E	89. E	90. A
7. D	8. E	9. B	10. B	11. D	12. D	91. A	92. C	93. B	94. C	95. A	96. C
13. D	14. E	15. B	16. C	17. C	18. A	97. D	98. A	99. D	100. E	101. C
19. B	20. B	21. B	22. A	23. B	24. C	102. D	103. C	104. C	105. D	106. A
25. E	26. B	27. B	28. C	29. E	30. E	107. E	108. D	109. B	110. E	111. E
31. A	32. C	33. C	34. D	35. D	36. D	112. C	113. B	114. C	115. A	116. C
37. C	38. A	39. A	40. D	41. A	42. E	117. B	118. C	119. B	120. A	121. A
43. B	44. B	45. B	46. A	47. B	48. D	122. B	123. A	124. D	125. B	126. A
49. A	50. D	51. E	52. B	53. B	54. C	127. A	128. C	129. C	130. C	131. E
55. A	56. D	57. B	58. D	59. D	60. C	132. A	133. C	134. D	135. D	136. B
61. A	62. A	63. C	64. C	65. C	66. E	137. B	138. E	139. B	140. A	141. A
67. A	68. B	69. C	70. B	71. D	72. E	142. B	143. C	144. D	145. A	146. D
73. B	74. B	75. A	76. C	77. A	78. B	147. C	148. A	149. A	150. D
79. B	80. A	81. A	82. B	83. A	84. C					

第三单元

1. D	2. C	3. D	4. D	5. C	6. B
7. D	8. D	9. A	10. E	11. C	12. B
13. B	14. B	15. D	16. E	17. E	18. B
19. E	20. D	21. C	22. C	23. D	24. A
25. D	26. A	27. D	28. E	29. B	30. D
31. B	32. C	33. B	34. B	35. E	36. A
37. A	38. B	39. B	40. D	41. A	42. D
43. C	44. B	45. E	46. E	47. D	48. E
49. D	50. B	51. C	52. E	53. A	54. A
55. D	56. D	57. B	58. A	59. C	60. A
61. A	62. B	63. D	64. D	65. A	66. E
67. E	68. A	69. B	70. A	71. A	72. B
73. C	74. C	75. D	76. D	77. D	78. B
79. E	80. D	81. A	82. C	83. C	84. C
85. C	86. A	87. A	88. B	89. C	90. C
91. C	92. C	93. B	94. E	95. B	96. A
97. C	98. D	99. C	100. D	101. C	
102. B	103. A	104. D	105. B	106. A	
107. C	108. C	109. B	110. A	111. B	
112. D	113. C	114. C	115. A	116. A	
117. D	118. C	119. E	120. C	121. D	
122. B	123. E	124. E	125. D	126. D	
127. B	128. D	129. C	130. D	131. B	
132. C	133. A	134. D	135. E	136. A	
137. D	138. B	139. E	140. D	141. E	
142. B	143. B	144. C	145. B	146. A	
147. A	148. C	149. C	150. E		

第四单元

1. C	2. E	3. C	4. B	5. B	6. D
7. B	8. C	9. C	10. B	11. E	12. D
13. C	14. B	15. D	16. C	17. B	18. A
19. C	20. D	21. E	22. E	23. D	24. C
25. C	26. B	27. A	28. E	29. C	30. B
31. D	32. C	33. C	34. C	35. B	36. C
37. C	38. C	39. D	40. A	41. C	42. E
43. B	44. E	45. A	46. E	47. C	48. B
49. C	50. D	51. C	52. D	53. B	54. E
55. D	56. E	57. C	58. C	59. C	60. D
61. A	62. D	63. B	64. E	65. E	66. C
67. D	68. C	69. D	70. B	71. E	72. E
73. B	74. D	75. B	76. C	77. B	78. B
79. A	80. C	81. D	82. B	83. C	84. C
85. A	86. C	87. E	88. C	89. B	90. A
91. B	92. D	93. B	94. B	95. E	96. E
97. D	98. A	99. C	100. E	101. C	
102. B	103. E	104. C	105. B	106. C	
107. A	108. B	109. D	110. B	111. E	
112. C	113. C	114. B	115. C	116. A	
117. C	118. B	119. C	120. E	121. A	
122. B	123. C	124. E	125. C	126. E	
127. E	128. C	129. D	130. C	131. A	
132. E	133. C	134. E	135. D	136. A	
137. D	138. A	139. B	140. E	141. A	
142. C	143. D	144. A	145. C	146. E	
147. B	148. D	149. B	150. E		